AF591581

Bibliothèque historique de la France Médicale

Les Anoblis des Ducs de Lorraine

Médecins et Chirurgiens

PAR

P. PILLEMENT *(de Nancy)*

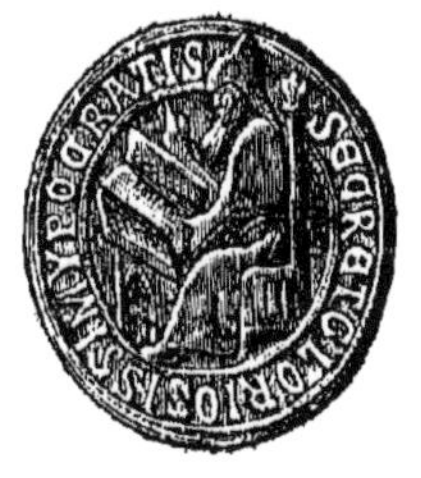

PARIS
H. CHAMPION, ÉDITEUR
5, QUAI MALAQUAIS, 5

N° 15 1906

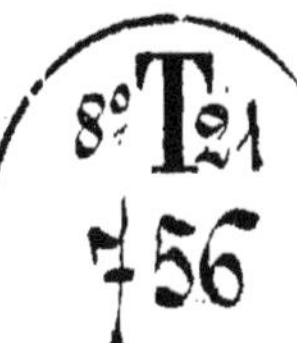
8° T21 756

Les Anoblis des ducs de Lorraine

BIBLIOTHÈQUE

Médecins et Chirurgiens (1).

Avant d'esquisser la biographie des médecins et chirurgiens qui furent anoblis par les ducs de Lorraine, nous entrerons dans quelques considérations générales touchant la compatibilité de l'exercice de la médecine avec la noblesse. Sur les 1992 anoblissements lorrains dont la liste a été publiée par MM. Lepage et Germain (2), nous n'avons trouvé que 37 médecins et 18 chirurgiens. Il ne faudrait pas en conclure qu'autrefois la profession médicale était incompatible avec la dignité de noblesse. Non seulement on ne trouve aucun document qui permette de le faire supposer, mais encore il existe certaines lettres d'anoblissement qui reconnaissent cette profession comme « honorable » et « distinguée ». Ainsi, nous lisons dans les lettres de noblesse accordées en 1712 à Antoine Bagard, médecin

---

(1) Notre ami, M. Edmond des Robert, a bien voulu mettre à notre disposition son talent et ses connaissances héraldiques, pour l'illustration de notre travail. Nous sommes heureux de lui adresser ici nos plus vifs et bien sincères remerciements.

(2) Lepage et Germain, *Complément au nobiliaire de Lorraine de Dom Pelletier*. Nancy, 1885.

du duc Léopold (3), un véritable éloge de la profession médicale : « Si dans les différentes professions de la vie, on peut s'ouvrir un chemin pour parvenir aux honneurs, c'est principalement dans celles qui sont le plus utiles à la patrie et qui sont desja distinguées par elles-mêmes. La médecine, reçue chez toutes les nations, même les plus barbares, doit être du nombre de ces emplois honorables et utiles, travaillant comme elle fait pour le plus grand de tous les biens naturels de l'homme ; de là sont venus tant de privilèges, prérogatives et honneurs accordés dans tous les temps à ceux qui se sont distingués dans cette ancienne et respectable science, honorée de l'approbation et de l'éloge de l'Ecriture qui la déclare émanée spécialement d'en haut. C'est dans ces sentiments d'estime et de confiance à la Médecine que les Souverains se sont choisi les plus habiles et les plus expérimentés dans cette profession pour veiller à la conservation de ce qu'ils ont de plus cher, et qu'ils leur ont toujours donné un rang distingué parmi les officiers de leur Cour. Ainsy il n'est pas moins de l'intérêt de leur propre personne que de celui de leur propre gloire d'illustrer la condition de ceux qui vaquent à cette *noble et précieuse* occupation et qui sont heureux d'y réussir en leur accordant quelque titre qui immortalise leur nom, comme la noblesse, lorsqu'ils n'en sont pas déjà décorés... »

Un siècle auparavant, le duc Charles IV, dans des lettres de noblesse accordées à Remy Bidaut (4), disait, en parlant de la médecine : « ....Entre les mérites qui facilitent davantage les moyens de parvenir à ce degré de noblesse, les services rendus au prince et au public, notamment en l'exercice et profession des

(3) Archives départementales de Meurthe-et-Moselle, B. 131, f° 79 v°.
(4) Arch. départ. de M.-et-M., B. 103, f° 94 v°.

sciences plus nobles, honorent grandement ceux qui s'en acquitent avec estime et réputation et se rendent plus favorables et disposés à acquérir le titre et qualité de noble comme la plus juste récompense de leurs vertus et louables devoirs.... »

Parmi les médecins qui reçurent des lettres de noblesse, les uns — et ce sont les plus nombreux — obtinrent cette distinction en récompense des services rendus à leur prince, en qualité de médecins ordinaires ; les autres, qui n'eurent point l'honneur d'être attachés à la suite de la Cour, furent anoblis en témoignage de leur haute valeur et de leur dévouement envers le public.

Il y avait donc compatibilité entre la profession médicale et la noblesse, et même, vers le milieu du XVIIIe siècle, Dom Calmet écrivait : « Aujourd'hui, rien n'est plus constant que la compatibilité de cette profession avec celle de gentilhomme (5). »

Il n'en était pas tout à fait de même pour la Chirurgie, bien qu'au XVIIIe siècle elle n'eut plus rien de commun avec la barberie. De Rogéville mentionne, en renvoyant au tome XII, page 63, du Recueil des ordonnances de Lorraine, une déclaration du 29 juin 1770, qui, dit-il, « rend la noblesse compatible avec la Chirurgie ». Or, cette déclaration porte uniquement (article VII) : « Ceux qui exerceront purement et simplement la Chirurgie, seront réputés exercer un art libéral, et jouiront de tous les privilèges attribués aux arts libéraux. » Ils étaient, en qualité de « notables bourgeois », exempts de certaines charges publiques (6).

L'exercice de la chirurgie, qui fut longtemps rangé parmi les « opérations manuelles », était considéré

---

(5) Dom Calmet, *Dissertation sur la noblesse ;* in *Histoire de Lorraine*, 2e édition (1748), tome V, p. CVI.

(6) Lepage et Germain, *op. cit.*, p. 44.

comme un « acte dérogeant ». Nous en citerons deux exemples :

En 1721, Mathias Etienne, dont le grand-père avait été anobli en 1620, expose au duc que, pendant les temps malheureux du siècle précédent, « qui avaient fait gémir les peuples et renversé les fortunes », son père avait bien moins songé à soutenir sa noblesse qu'à se procurer les moyens de vivre, et, pour cet effet, avait exercé l'art de chirurgie pendant quelques années. Par lettres patentes, du 17 décembre 1721, Léopold le releva et dispensa de la dérogeance dans laquelle ce dernier était tombé par l'exercice de la chirurgie, et le réhabilita pour jouir, lui et ses enfants, des honneurs et privilèges de la noblesse (7).

L'autre exemple concerne la veuve d'un chirurgien nommé Le Féron. Elle descendait par les femmes d'une ancienne famille noble. Son aïeul avait été presque complètement ruiné par suite des guerres, et sa mère, « n'ayant pour patrimoine que sa noblesse, fut obligée de se mésallier en épousant Michel Martine... » Elle-même « n'étant pas mieux accommodée des biens de la fortune qu'Anne, sa mère, fut pareillement nécessitée de contracter mariage avec ledit Féron, chirurgien ». A la mort de son mari, elle demanda la permission de reprendre les armes de sa famille ; et, par lettres du 3 janvier 1717, le duc Léopold la releva de la dérogeance dans laquelle elle était tombée, en accordant satisfaction à sa demande (8).

Ces exemples suffisent pour expliquer le petit nombre de chirurgiens lorrains qui furent anoblis. Tous ceux qui furent honorés de cette distinction, le durent aux services qu'ils avaient rendus à leur prince ou à la famille ducale, en qualité de chirurgiens ordinaires. Un seul fait exception, c'est Jean Parisot, anobli en

(7) Lepage et Germain, *op. cit.*, p. 44.
(8) Arch. dép. de M.-et-M., B. 141, f° 3 v°.

1598, mais encore avait-il prodigué ses soins avec succès et dévouement à « plusieurs seigneurs, gentilhommes et dames... étant (dit le duc Charles III) la plupart d'iceulx, des principaulx de noz serviteurs ».

Quant à la question de savoir si ces distinctions étaient justifiées ou non, si elles étaient dues plus à la faveur qu'au mérite, nous ne nous yarrêterons pas longtemps, et si nous la soulevons, c'est qu'à une certaine époque on a accusé les ducs de Lorraine d'accorder trop facilement des lettres de noblesse. Il est vrai que pour la plupart des médecins et chirurgiens lorrains l'anoblissement a été leur unique titre de gloire, ou tout au moins le seul qui ait fait passer leur nom à la postérité. A part Levrechon, Berthemin, Cachet, Mousin, Forget, Alliot, Bagard, Grandclas, bien peu nous ont laissé des écrits qui puissent justifier la distinction dont ils étaient honorés et nous donner une idée de leur valeur. Mais était-ce bien nécessaire, et dans l'exercice même de leur profession, ne donnaient-ils pas journellement des preuves de leur savoir et de leur dévouement tout aussi dignes d'être récompensés? C'est bien ainsi que l'entendaient les ducs de Lorraine, lorsqu'en leur accordant des lettres de noblesse, ils signalaient leurs « vertus, scavoir, preud'homie, intégrité, prudence, fidélité et ordinaire diligence ».

En raison du manque de renseignements biographiques sur la plupart des anoblis que nous allons citer, nous avons dû recourir, autant qu'il nous a été possible, à divers documents des Archives départementales de Meurthe-et-Moselle, et notamment aux lettres de noblesse, aux lettres patentes, et aux registres de la Chambre des Comptes de Lorraine.

Malheureusement ces documents, parfois très intéressants et très utiles, sont le plus souvent muets sur la biographie des personnages qu'ils concernent et ne nous fournissent que des détails sans grande importance, surtout pour les XVe et XVIe siècles. Les lettres d'anoblissement font mention seulement de « bons et aggréables services » rendus au prince et à peine y trouve-t-on çà et là un détail biographique de quelque intérêt. Grâce aux lettres patentes et aux comptes du trésorier général, nous avons pu retrouver les titres dont furent honorés nos anoblis et les diverses récompenses dont ils furent l'objet. Enfin les Archives municipales de Nancy et plus particulièrement les registres des paroisses nous ont fourni parfois quelques renseignements sur leur état-civil. Au cours de ce travail, nous indiquerons les différentes sources auxquelles nous avons eu recours (9).

I

Règne de René II (1473-1508)

Jean Belhoste.

Jean Belhoste, barbier et valet de chambre du duc de Lorraine, fut anobli, par lettres en latin, le 16 juillet 1483, pour services rendus à son prince.

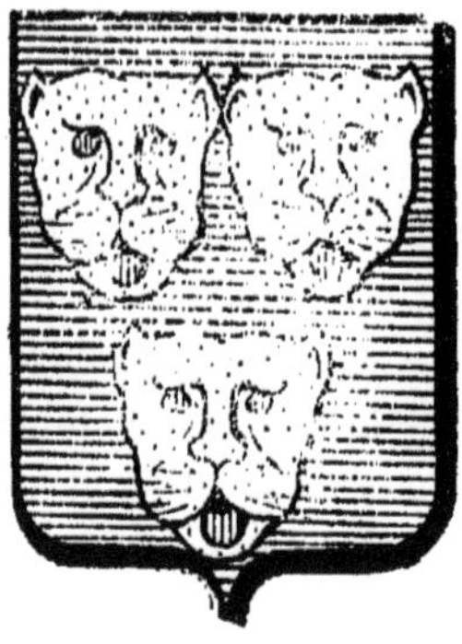

(9) Afin d'éviter des répétitions longues et inutiles, nous désignerons par des abréviations suivantes :

A. D. : les archives départementales de Meurthe-et-Moselle;

Ses armes sont : « *d'azur à trois têtes de tigre d'or, lampassées et dentées de gueules* » (10).

II

Règne d'Antoine (1508-1544).

Etienne le Gros.

Etienne le Gros, barbier et valet de chambre des ducs René II et Antoine, fut anobli par ce dernier, le 15 octobre 1514, en raison « de ses bons, louables, aggréables et labourieux services ». Il avait accompagné Antoine dans ses voyages tant « en France, delà les monts, comme ailleurs » (11).

Il portait :

« *D'argent, tranché d'or, à une fasce d'azur, accompagnée de deux léopards de gueules, celui de la pointe contourné;* et pour cimier un léopard naissant d'argent, tenant une masse de même, entre deux pennes tranchées d'or et d'azur. »

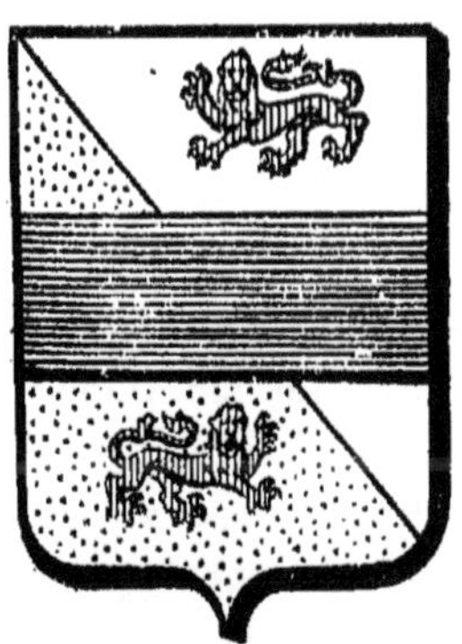

Jean Geoffroy.

Jean Geoffroy, médecin du duc Antoine, au service

Dom Pelletier : l'« Armorial de Lorraine » (Nancy, 1758) de cet auteur.

(10) Dom Pelletier, p. 44.

(11) A. D., B. 12, f° 337 v°.

duquel il était encore en 1530, fut anobli le 25 septembre 1517 (12).

Ses armes étaient :

« *D'argent au lyon de sable passant, armé, lampassé de gueule et au chef d'azur à trois croisettes florencées au pied fiché d'or* (13). »

Jean Geoffroy eut une fille, Mayelle Geoffroy, qui épousa Antoine Champier, médecin, fils de Symphorien Champier, le célèbre médecin lyonnais, qui fut au service du duc de Lorraine pendant quelques années.

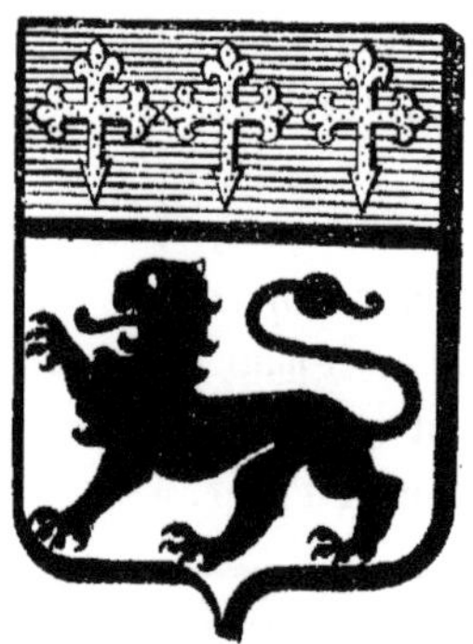

Sébastien Boucquet.

Sébastien Boucquet, né à Sermaize, en France, vint se fixer en Lorraine et résider à Bar-le-Duc, où il se maria avec Anne de l'Eglise. Le duc Antoine le retint pour conseiller et médecin ordinaire le 15 août 1522 (14). Il fut anobli par lettres données à Nancy le 15 décembre 1529 (15). Les armes sont : « *party d'or et d'argent, au lyon d'azur armé et lampassé de même brochant sur le party.* » Dans les lettres de provision

---

(12) Ces lettres, ayant été déchirées, n'existent plus au registre des lettres patentes.

(13) A. D., B. 181, f° VII, et Dom Pelletier, p. 291.

(14) A. D., B. 15, f° 37 v°.

(15) A. D., B. 18, f° 62.

du 6 juillet 1547, le nommant auditeur des Comptes à Bar, il est qualifié de seigneur de Bichomé (16).

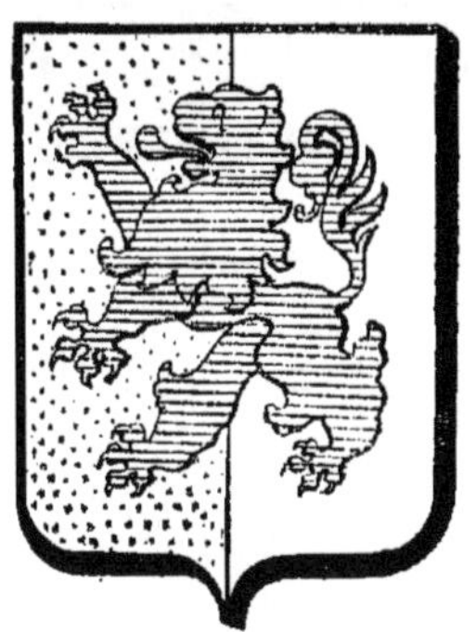

Jean Wailot.

Jean Wailot ou Voilot, né à Damblain, en la sénéchaussée de Bourmont, alla résider à Bar, où il épousa Françoise de Ranfaing, fille de Nicolas de Ranfaing, capitaine de Condé, et de Nicole de Nogent. Le 26 avril 1530, le duc Antoine le retint auprès de lui en qualité de conseiller et de médecin ordinaire (17) et, le 4 novembre suivant, lui accorda des lettres de noblesse (18).

Porte : « *de gueules à trois urineaux d'argent.* »

Son arrière-grand-père avait été anobli en 1441, mais les lettres de noblesse avaient, paraît-il, été perdues. Jean Wailot, ignorant la qualité de ses ancêtres, avait donc obtenu de « porter des armes bien différentes de celles primitivement concédées » ; aussi, à sa mort, sa veuve, au nom de ses enfants dont elle était tutrice, demanda-t-elle de reprendre les armoiries primitives, ce qui lui fut accordé en 1572. Ces armes sont : « d'argent à trois fusées d'azur rangées en fasce, char-

---

(16) Dom Pelletier, p. 67.
(17) A. D., B. 18, f° 97.
(18) A. D., B. 19, f° 58.

gées chacune d'une croix recroisettée au pied fiché d'or (19). »

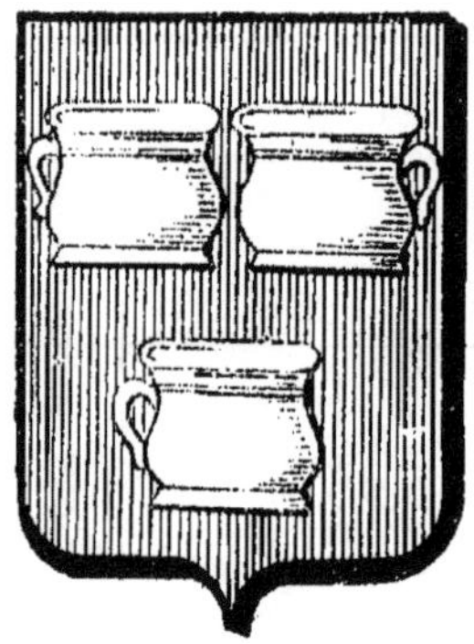

Jacques de La Mesche.

Jacques de La Mesche, chirurgien et valet de chambre du duc Antoine, fut anobli le 10 juin 1537 (20). Ses armes sont :

« *D'or à une bande d'azur diaprée, chargée d'une licorne d'argent entre deux alérions de même;* et pour cimier un cerf naissant, et issant d'un bourlet

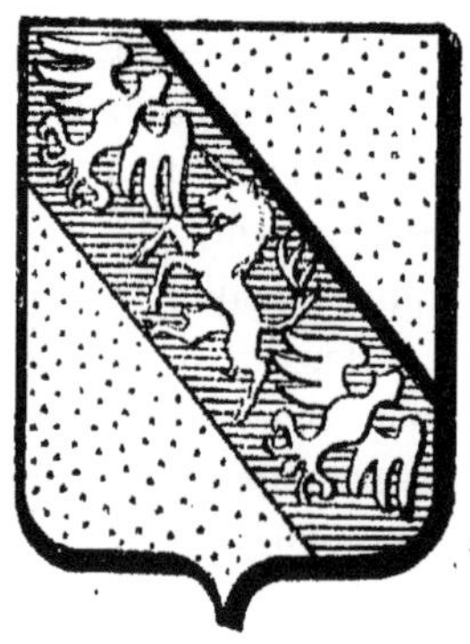

supporté d'un armet morné orné d'un lambrequin aux métaux et couleur de l'écu. »

(19) Dom Pelletier, p. 832.

(20) En déficit aux archives de M.-et-M. — Voir Dom Pelletier, p. 444.

Le duc de Lorraine lui accorda, outre ses gages, pour récompense de ses services, une pension annuelle de cent francs, et douze quartes de blé (21).

Nicolas Gillet.

Nicolas Gillet, barbier et valet de chambre des ducs Antoine et Charles III, fut anobli le 14 septembre 1538. L'année suivante, il lui fut accordé jusqu'à sa mort une pension annuelle de cent francs (22), en raison de son mariage avec Nicole du Mont, veuve de Jean de Valleroy (conseiller secrétaire ordinaire et auditeur des comptes de Lorraine) et fille de Jacques du Mont, receveur de Rosières (23). Il mourut le 12 mars 1552. Ses armes sont :

« *D'or à une croix pattée de gueules, écartelé en santoir d'azur à une tête de lion d'or couronnée et lampassée d'argent;* et pour cimier une tête de lion d'argent posée entre deux pennes de même, chargées d'un pal d'azur. »

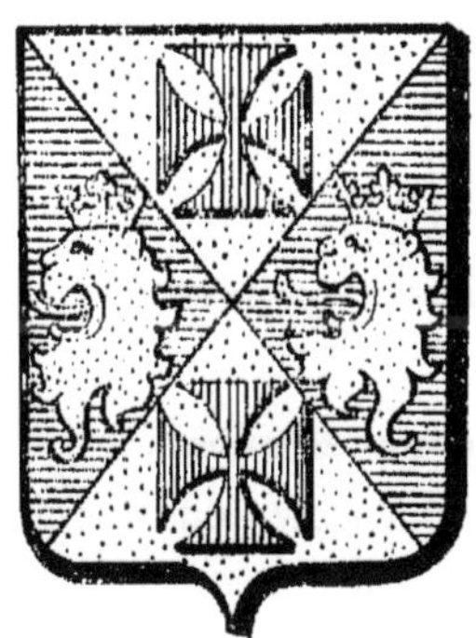

(21) A. D., B. 5274 et B. 1081.
(22) A. D , B. 1087, f° 205 v°.
(23) A. D., B. 624, n° 19, et Dom Pelletier, p. 301.

III

Règne de Charles III (1545-1608).

Pierre de Thellières.

Pierre de Thellières, chirurgien et valet de chambre du duc de Lorraine, fut anobli le 16 octobre 1552, par lettres données par Nicolas, comte de Vaudémont, oncle et tuteur de Charles III, pour avoir « faict beaucoup de services de son art de cirurgie » à la famille ducale, au grand contentement de tous (24). Porte : « *D'or à la teste et col de cerf au naturel escartellé d'azur à l'estoille de six raiz d'or* ; timbré d'une teste et col de cerf au naturel yssant d'un torty d'or et d'azur ; le tout porté d'un armet morné d'argent couvert d'un lambrequin aux métal et couleur de l'escu. »

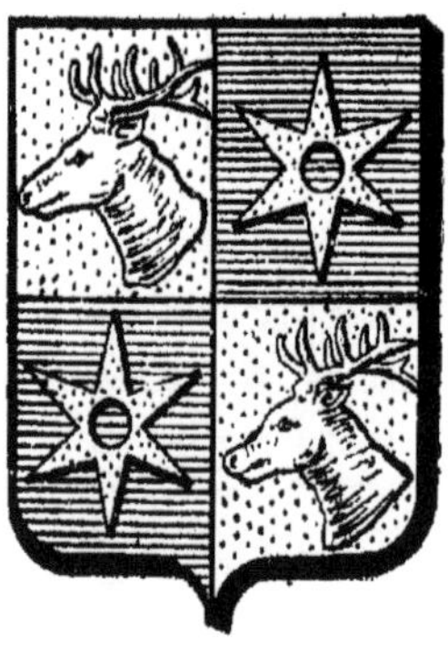

Jacques Bruneau.

Jacques Bruneau, chirurgien du duc de Lorraine, « n'ayant jamais vescu aultrement que noblement et en honneur », fut anobli, en récompense de ses services, le 10 septembre 1553. Ayant épousé, en 1555, Jennon Gennetaire, il reçut « en faveur de mariage »

(24) A. D., B. 27, f° 109 v°.

une pension annuelle de cent francs « leur vie naturelle durant et au survivant d'eulx deux »(25).

Ses armes sont :

« *D'argent à la fasce de gueules décorée de trois faces de léopards d'or allumées d'azur* ; timbré d'une tête de léopard d'or allumée d'azur, environnée de deux pennes d'argent, de gueules et d'or, issant d'un tortil d'argent, de gueules et d'or, le tout porté d'un armet morné d'argent, couvert d'un lambrequin aux métaux et couleur de l'écu (26). »

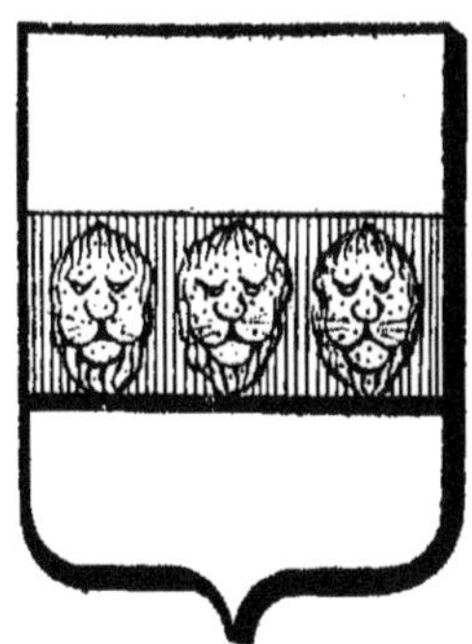

Nicolas Picquart.

Nicolas Picquart était le chirurgien de Christine de Danemark, duchesse douairière de Lorraine, qui lui accorda, en récompense de ses soins dévoués, une pension annuelle et jusqu'à sa mort de « cent écus pistoles à trois francs dix gros pièce ». Cette pension fut confirmée par le duc Charles III, le 14 décembre 1573 (27). Le même duc l'avait anobli, par lettres données à Nancy le 22 avril 1562. De son mariage avec Anne Rattel, Picquart eut une fille, Anne, qui épousa noble Laurent de Villiers, apothicaire de son Altesse.

(25) A. D., B. 30 f° 74 v°.
(26) A. D., B. 27, f° 212 v°.
(27) A. D., B. 43, f° 183.

Il mourut le 20 décembre 1581. Ses armes sont : « *D'azur à une tête de lion arrachée et lampassée d'argent, au chef d'or chargé de trois losanges de gueules;* timbré d'un armet morné d'argent, couvert d'un lambrequin et tortil des métaux et couleurs de l'écu ; la tête de lion issante sur le tout d'argent (28). »

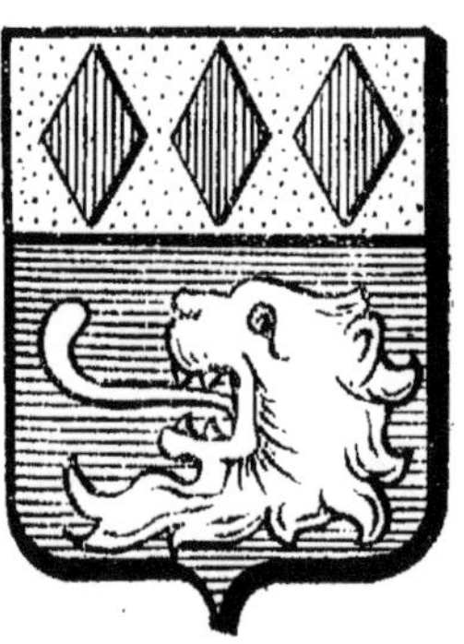

Jean Toignart.

Jean Toignart, médecin ordinaire du duc Charles III, naquit à Clermont en Argonne, ville alors du domaine du duché de Lorraine. Il s'adonna de bonne heure à l'étude des sciences et parvint au grade de docteur en médecine. Les lettres de noblesse, en date du 12 mars 1565, portent qu'il « a tousjours suyvy, hanté et conversé avec gens d'estatz de renom et d'honneur ». Il était fort uni avec les médecins du duc de Lorraine, les frères Antoine et Nicolas Le Pois, et pour témoigner à ce dernier combien il approuvait le livre qu'il voulait publier, il lui adressa des vers grecs et latins qui se trouvent en tête de l'ouvrage (29).

Jean Toignart épousa Arminia Hardy, dont il eut cinq enfants (aucun ne fut médecin). Son frère, Antoine,

(28) A. D., B. 34, f° 50.

(29) Nicolas Le Pois, De cognoscendis et curandis praecipue internis humani corporis morbis, 1580.

a composé un ouvrage sur les eaux de Plombières, sous le titre « Entier discours de la vertu et propriété des eaux de Plombières », Paris, 1581. Les deux Toignart étaient si attachés à leur patrie, qu'ils en prenaient toujours le nom ; ils ajoutaient *Medicus Claromontanus* à leur signature (30). Les armes de Jean Toignart sont :

« *De sable à la face d'argent, chargée d'une aiglette esplanie de gueules, environnée de trois meuf-fles de léopard d'or, lampassés et allumés de gueules, deux en chef et un en pointe;* timbré d'un armet morné d'argent, supportant deux ailes dragonnées, d'or, d'azur, d'argent, de sable, et lambrequin, le tout aux métaulx et couleurs de l'escu (31). »

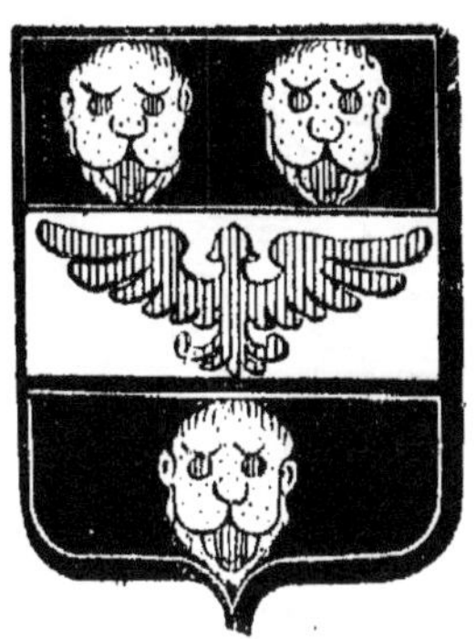

Michel de Saint-Pierre.

Michel de Saint-Pierre, chirurgien du duc de Lorraine pendant plus de trente ans, fut anobli, en récompense de ses services, par lettres données à Nancy, le 14 avril 1576 (32). Par un mandement du 25 juin 1579, Charles III lui accorda trois mille francs « en considération des services que ledict Sainct-Pierre luy a faict

(30) Eloy, Dictionnaire historique de la médecine, IV, p. 408.
(31) A. D., B. 37, f° 103 v°.
(32) A. D., B. 46, f° 31 v°.

depuis son jeune aage jusques à présent, signamment en plusieurs et divers véaiges, dans lesquels il l'a tousiours suivy » (33). Il mourut probablement vers 1594. Ses armes sont :

« *Tranché, taillé le dessus et le dessoubz d'azur à deux testes de licorne d'argent, accornées d'or, les deux aisles de même, à une molette de huict pointes de gueulles ;* timbré d'une licorne naissante, d'un torty d'or, d'azur, d'argent, de gueulles, le tout supporté d'un armet morné d'argent couvert d'un lambrequin aux métaulx et couleurs de l'escut. »

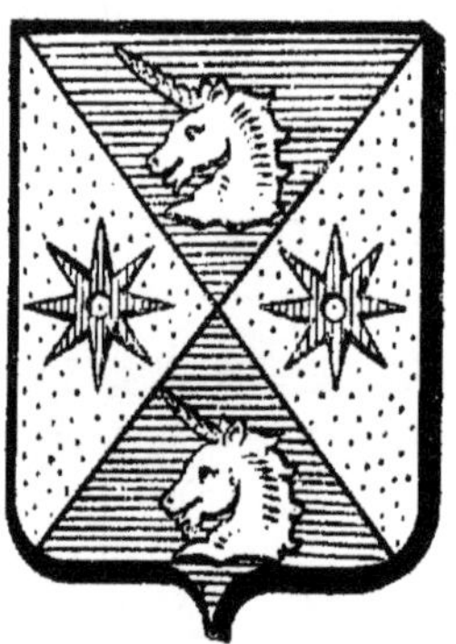

François Barrois.

Barrois fut anobli lorsqu'il était étudiant en médecine à l'université de Padoue, le 20 mars 1596. Nous ne possédons aucun détail sur lui, et nous ne savons ce qu'il devint dans la suite. Il avait deux frères, dont l'un, Charles Barrois, licencié ès-lois, avocat à la Cour souveraine des Grands Jours de Saint-Mihiel, fut anobli à la même date, et l'autre, Jean Barrois, conseiller secrétaire ordinaire du duc, le 13 mars 1592. Tous trois portaient les armoiries suivantes :

« *D'azur, au lion d'or, à la fasce d'argent bro-*

(33) A. D., B. 1186.

chante sur le tout ; et pour cimier le lion de l'écu, environné de deux pennes (34). »

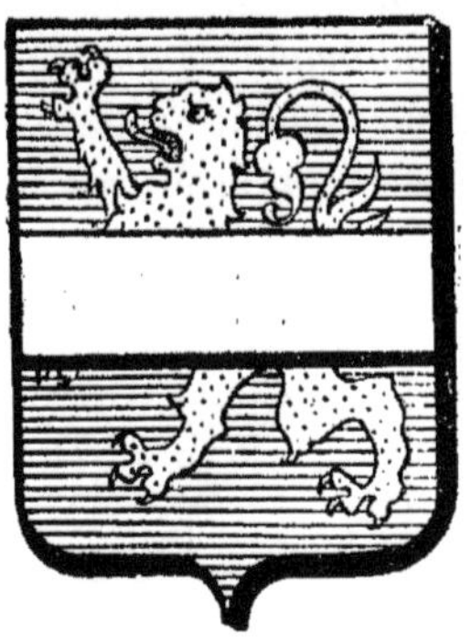

Jean Parisot.

Jean Parisot, chirurgien à Mirecourt, fut anobli par lettres données à Nancy le 25 janvier 1598. Parisot, y est-il dit, « se seroit addonné dès son jeune aage ès estudes et congnoissance de la chirurgie, ayant faict ses estudes, expérience et praticque, tant es villes de Paris, Thoulouse, Lyon, Avignon, que plusieurs autres villes de la France, où avec son labeur, prudence et jugement, il auroit, par plusieurs belles cures, faict paroistre sa suffisance. Et recongnoissant le debvoir qu'il avoit à sa patrie, se serait par après venu rendre en résidence audit Mirecourt, pour et en autres lieux de noz pays, y faire profiter son talent au bien et utilité du publicque, tellement qu'oultre les cures ordinaires par luy faictes par ledict estat de chirurgien, il s'en trouve plusieurs notables et remarquables à l'endroict de plusieurs seigneurs, gentilhommes et dames de noz païs, dont pour estre la plus part d'iceulx des principaulx de noz serviteurs en avons receu et recevons bon contentement... (35) »

(34) Dom Pelletier, p. 33.
(35) A. D., B. 69 f° 37.

Ses armes sont les suivantes :

« *D'azur à une bande en devise d'argent accompagnée en chef d'un léopard d'or, et en pointe d'un pin de même, ombragé de gueules ;* timbré d'un lion naissant de gueules tenant en ses pattes un pin du dit écu ; le tout porté d'un armet morné d'argent couvert d'un lambrequin aux métaux et couleurs de l'écu. »

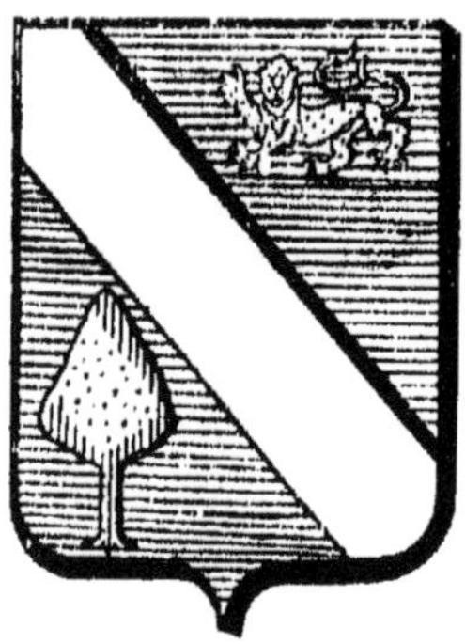

Jean Leurechon.

Jean Leurechon naquit à Chardogne, au bailliage de Bar. Il fut le médecin ordinaire du duc Charles III, qui l'avait en haute estime et grande affection et l'anoblit le 14 octobre 1601. Quelques années plus tard, en 1606, fut créée tout exprès pour lui une quatrième chaire à la Faculté de médecine de Pont-à-Mousson. Il nous a laissé deux ouvrages. Dans l'un, il étudie la nature, la forme, les causes et l'influence de la comète de 1618 (36) ; dans l'autre, il s'occupe de résoudre la question de savoir si les feux allumés sont salubres en temps de contagion (37).

Leurechon était lié à Charles Le Pois par la plus étroite amitié. Ils succombèrent tous deux, victimes de

(36) Observations de la comète de 1618. Paris, 1619, in-8°.

(37) An ignes accensis in contagione saluberrimi. Pont-à-Mousson, 1622, in-4°.

leur dévouement au service des malades dans la peste de 1635. (Une autre source donne la date de 1622 pour la mort de Leurechon) (38).

Ses armes sont :

« *D'azur à trois pommes de pin d'or posées deux et une, et une étoile d'argent mise en cœur* (39). »

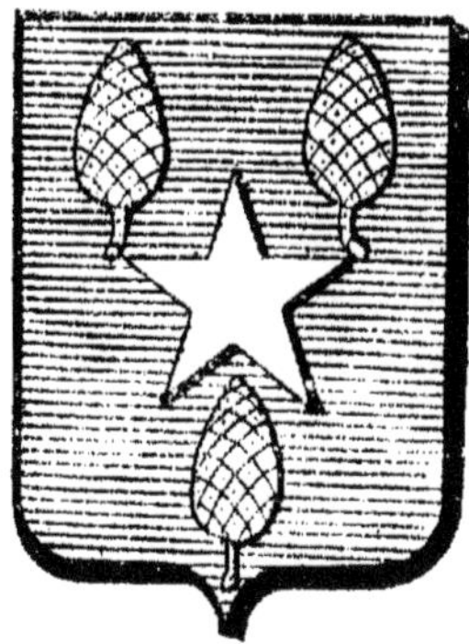

Dominique Berthemin.

Dominique Berthemin, sieur de Pont-sur-Madon, naquit à Vézelise, le 11 octobre 1580. Il fit des études sérieuses, fréquenta plusieurs universités et parvint rapidement au doctorat en médecine. Sa haute valeur et ses vastes connaissances le firent appeler à la cour du duc Henri II, alors duc de Bar, dont il fut le conseiller et médecin ordinaire. Il publia en 1609 son « Discours sur les eaux chaudes et bains de Plombières » qui devait immortaliser son nom (40). En 1614, il accompagna son prince à cette station thermale et lui en conseilla les eaux en boisson. Jusqu'alors, on se baignait seulement dans les eaux de Plombières et Berthemin est le

(38) Dr René, *L'ancienne Faculté de médecine de Pont-à-Mousson* (Gazette des hôpitaux, 1881).

(39) Dom Pelletier, p. 491. Le registre contenant les lettres de noblesse de Leurechon est en déficit aux Archives de M.-et-M.

(40) Voir Dom Calmet, *Bibliothèque Lorraine*. Eloy, *Dictionnaire historique de la Médecine.*

premier qui en ait prescrit l'usage interne. Suivant le désir de son maître, il donna l'année suivante une seconde édition de son ouvrage.

Il avait épousé Françoise Hyérard, issue d'une famille noble, et le duc Charles III l'avait anobli le 26 février 1604, lui donnant comme armoiries :

« *D'or, à une pointe d'azur chargée de deux palmes d'or entrelassées, à deux chapeaux de laurier de sinople sur le chef;* et pour cimier, un dextrochère tenant un chapeau de laurier de l'escut, entrelassé de deux palmes d'or, yssant d'un orlet d'or, d'azur et de sinople, le tout porté d'un armet morné, avec son lambrequin aux métal et couleurs de l'escut (41). »

Dominique Berthemin fut médecin de l'hôpital Saint-Julien de Nancy. Il mourut en 1622 et non en 1633 comme quelques auteurs l'ont prétendu (42).

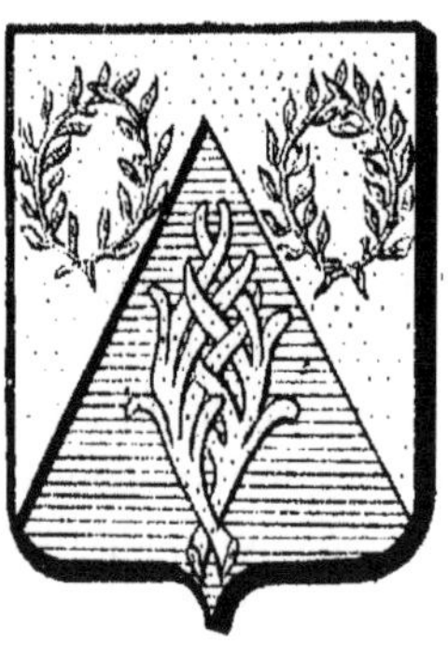

Philippe Odet.

Philippe Odet, médecin, naquit à Nancy ; il employa « ses premiers ans en l'estude des bonnes lettres, tant

(41) A. D., B. 74, f° 28 v°.

(42) Nous avons retrouvé dans les Archives de l'hôpital Saint-Julien un document qui prouve ce que nous avançons. Nous l'avons publié dans notre article sur « l'ancien hôpital Saint-Julien de Nancy » paru dans la *Revue Médicale de l'Est*, 1903.

de philosophie que de médecine, ès lieux et universitez plus fameuses de France et d'Italie ». Il étudia à la Faculté de médecine de Paris, sous le décanat de Jean Riolan père, qui l'avait en haute estime. Il parvint rapidement au grade de licencié, puis de docteur en médecine, et revint à Nancy où il s'acquit une grande réputation.

La duchesse douairière de Mercœur et de Vaudémont, tante du duc Charles III, le retint auprès d'elle en qualité de médecin ordinaire, « en laquelle qualité il l'a tant secouru et soulagé en grandes maladies que depuis elle a eues, qu'elle nous a faict paroistre en avoir tout contentement (43) ». Aussi le duc Charles lui accorda-t-il des lettres de noblesse le 16 mars 1605. L'année précédente, Odet avait fait imprimer à Nancy un traité d'hygiène, qu'il dédia à son prince. Cet ouvrage, écrit sous forme d'aphorismes, porte comme titre : « De tuenda sanitate libri sex, in quibus omnia quæ ad diætam hominis sani pertinent breviter ac dilucide pertractantur. » En tête de l'ouvrage, se trouvent des vers latins de Mousin, de Berthemin et de Guibert, médecins fort célèbres à cette époque. Chevrier a porté sur Odet l'appréciation suivante : « S'il n'est pas un auteur célèbre, il n'est point à dédaigner, eu égard au siècle dans lequel il a travaillé (44). »

Ses armoiries sont :

« *Mi parti d'argent et de gueules, à un lion de l'un et de l'autre, couronné d'un chapeau de laurier de même et en pointe un chapeau d'argent sous le pied gauche*, et pour cimier le dit lion de l'écu, le tout

---

(43) Lettres de Noblesse, A. D., B. 75, f° 55 v°.

(44) *Histoire secrette de quelques personnages illustres de la maison de Lorraine*, par l'auteur du Colporteur. Londres, 1784, tome II, p. 187.

issant d'un armet mort avec son lambrequin au metal et couleur de l'écu ».

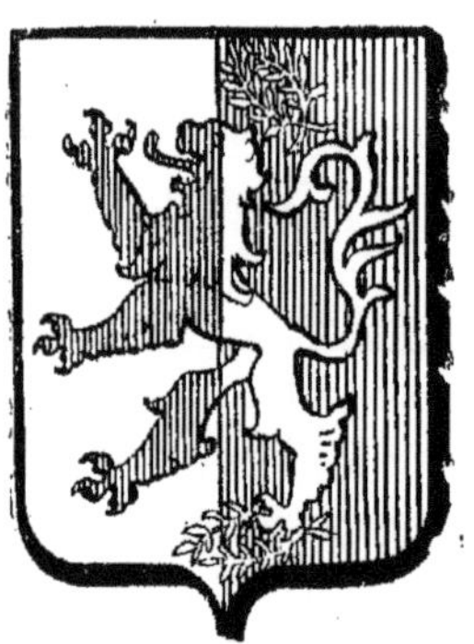

Christophe Cachet.

Christophe Cachet, médecin, naquit à Neufchâteau le 26 novembre 1572. Il descendait d'une ancienne famille noble. Un de ses ancêtres, Jean Bagadour, dit Cachet, avait été anobli en 1476 pour avoir payé, à Raon-l'Etape, les troupes allemandes au service du duc René II qui se débandaient, faute de solde.

Après avoir fait ses études chez les Jésuites de Pont-à-Mousson, Cachet passa en Italie qu'il parcourut presque toute entière. Il s'appliqua à l'étude de la médecine, à l'Université de Padoue; mais son esprit étant plus attaché à la dispute scolastique qu'à l'observation, il alla étudier le droit à Fribourg. Dans la suite, il se borna à la médecine, dans laquelle il s'acquit beaucoup de réputation. Médecin ordinaire des ducs Charles III, Henri II, François II et Charles IV, il mérita l'estime dont ils l'honorèrent. Il nous a laissé cinq ouvrages :

1°) Controversiæ theoricæ praticæ in primam aphorismorum Hippocratis sectionem... Toul, 1612.

2°) Pandora bacchia furens mediis armis oppugnata. Toul, 1614.

3°) Apologia dogmatica in hermetici cujusdam anonymi scriptum de curatione calculi. Toul, 1617.

4°) Vrai et assuré préservatif de petite vérole et rougeole. Nancy, 1623.

5°) Exercitationes equestres... Nancy, 1622. C'est un recueil d'épigrammes en vers, qu'il avait composées en allant à cheval voir ses malades.

Cachet était l'ennemi des charlatans, et dans ses écrits, il s'efforce de détruire les erreurs dont ils infestaient l'univers. Il critique sévèrement l'abus qui régnait en Lorraine de se servir d'apothicaires pour la guérison des maladies.

Cachet fut anobli le 22 novembre 1607 ; il mourut le 30 septembre 1624. Il fut inhumé dans l'église des Cordeliers, de Nancy, ainsi que sa femme Claude Dombale. Ses armes sont :

« *D'argent à trois menottes ouvertes de sable, pendantes d'un anneau de même mis en cœur et surmontées d'une étoile de sable* (45). »

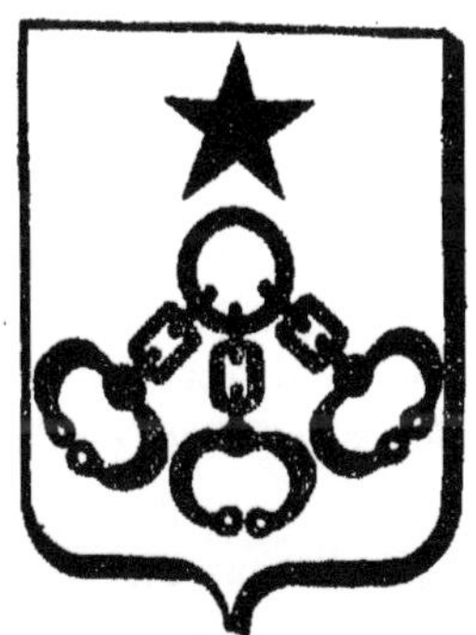

(45) Dom Pelletier, p. 100. Le registre contenant les lettres de noblesse de Cachet n'existe plus aux Archives de M.-et-M.

IV

Règne de Henri II (1608-1624).

Jean Mousin.

Jean Mousin, savant médecin lorrain, naquit à Nancy, le 19 janvier 1573. Il étudia les belles-lettres et la philosophie à Cologne et la médecine à Paris; il visita ensuite les universités les plus célèbres de France, d'Espagne, d'Italie et d'Allemagne et prit le bonnet de docteur dans celle de Padoue. De retour dans sa patrie, il devint le conseiller et médecin ordinaire des ducs Charles III et Henri II et reçut de ce dernier des lettres de noblesse le 8 novembre 1608.

Mousin fut un des plus grands praticiens de son temps. De même que Cachet, il combattit vigoureusement les charlatans si nombreux alors, et critiqua sévèrement les médecins à bonne fortune qui se persuadent que les belles paroles suppléent au mérite et à la science; sa franchise lui attira l'inimitié de ses confrères et de ceux qui tout d'abord avaient été ses amis. Profondément touché, il quitta la ville et les honneurs de la cour, et se retira à la campagne pour y mener une vie plus tranquille. Il vécut ainsi trente-deux ans dans la retraite où ses concitoyens allaient souvent le consulter.

Il mourut en 1645. Il nous a laissé deux ouvrages :

1°) Discours de l'yvresse et yvrognerie. 1612.

2°) Hortus Jatrophysicus.... Nancy, 1633 (dans lequel il traite diverses questions de thérapeutique).

Ses armoiries sont :

« *D'argent à la bande d'azur chargée de trois roues d'or, clouées de gueules;* et pour cimier une roue de l'escu, environnée de deux pennes palées d'argent et d'azur (46). »

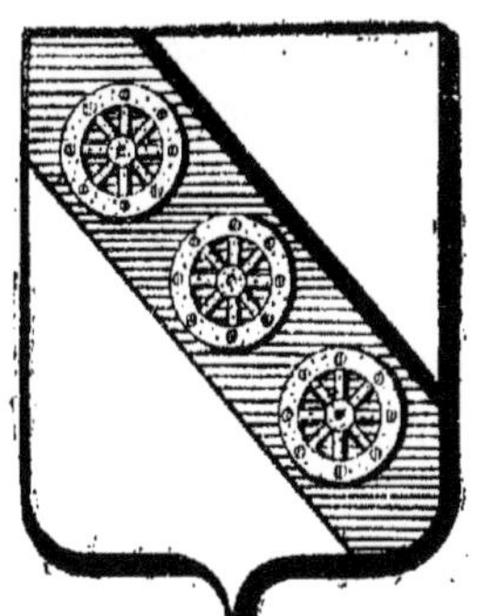

Remy Pichard.

Bien que Remy Pichard ait été anobli par le roi de France, nous croyons devoir le citer ici, car le duc et la duchesse de Lorraine, dont il était le conseiller et médecin ordinaire, le laissaient jouir des droits de la noblesse. Il descendait d'une famille « reconnue noble de toute ancienneté ès provinces de Champagne, Bassigny, Bourgogne et Limosin..... Le dit Remy Pichard *déclaré, tenu censé et réputé pour noble à la sollicitation et recommandation du duc et de la duchesse de Lorraine*, nonobstant le trafique de marchandises que feu son père avait fait autrefois » (47), reçut des lettres de réhabilitation de noblesse au mois d'août 1612, registrées en la Cour des Aides le 13 février 1613.

On connaît le rôle joué par Remy Pichard dans le célèbre procès de sorcellerie intenté contre un jeune médecin, Charles Poirot, accusé d'avoir ensorcelé Elisabeth de Ranfaing, dont il était éperdûment amou-

(46) Arch. dép., B. 78, f° 125 v°.

(47) Bibliothèque de l'Arsenal, Ms 4942, f° 47, et Archives nationales, Z¹ a. 154 A, f° 35.

Cette note nous a été communiquée par notre confrère le Dr L. de Ribier à qui nous adressons nos sincères remerciements.

reux. La jeune veuve fut exorcisée, mais sans succès. Un minime de Nancy, le père Pithoys, niait qu'elle fût possédée. Remy Pichard le réfuta dans un ouvrage intitulé : « Admirables vertus des saints exorcismes sur les princes d'enfer possédant réellement vertueuse damoiselle Elisabeth, avec ses justifications contre les ignorances et calomnies de F. Claude Pithoys, minime. »

Cet écrit entraîna la conviction des juges. Le malheureux Poirot fut condamné et brûlé à Nancy, le 2 avril 1622, en compagnie d'une fille qu'on lui donnait comme complice.

Antoine Desvoulton.

Antoine Desvoulton, docteur en médecine, demeurant à Bar et sur lequel nous ne possédons aucun renseignement, reçut, en 1613, des lettres de réhabilitation de noblesse.

Porte : « *d'argent, au pin de sinople, tronché au naturel, accompagné de trois hures de sanglier de sable, deux en fasce et une en pointe* » (48).

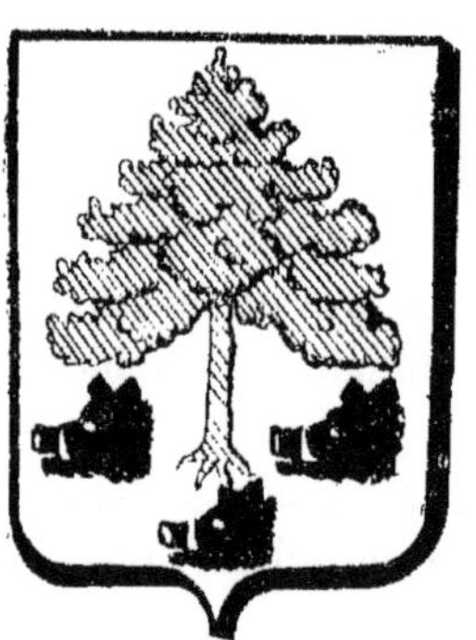

Étienne Thiébault.

Etienne Thiébault, docteur en médecine, et médecin

(48) Lepage et Germain, Complément au Nobiliaire de Lorraine de Dom Pelletier, p. 297 ; d'après le manuscrit de M. de Bonneval.

du duc Charles III, obtint, par lettres patentes du 15 avril 1615, la permission de reprendre la noblesse de sa mère, Claudine Bugnot, dont le père avait été anobli par Christine de Danemark et le comte de Vaudémont, le 27 avril 1551 (49).

« *D'azur, au chevron d'or, accompagné en chef de deux coquilles d'argent, et en pointe d'une épée d'argent garnie d'or, mise en pal*(50). »

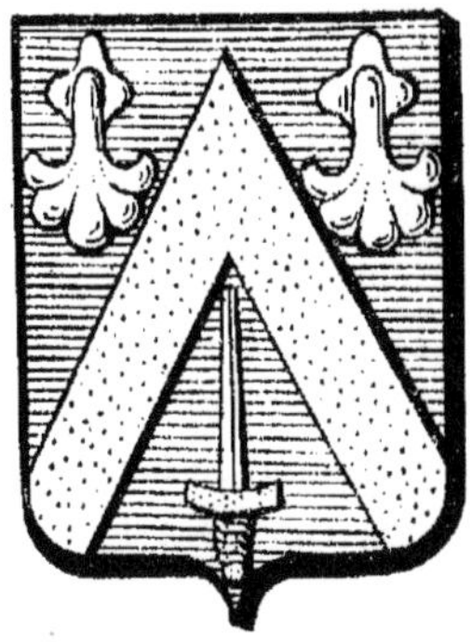

Charles Poirot.

Charles Poirot, docteur en médecine, demeurant à

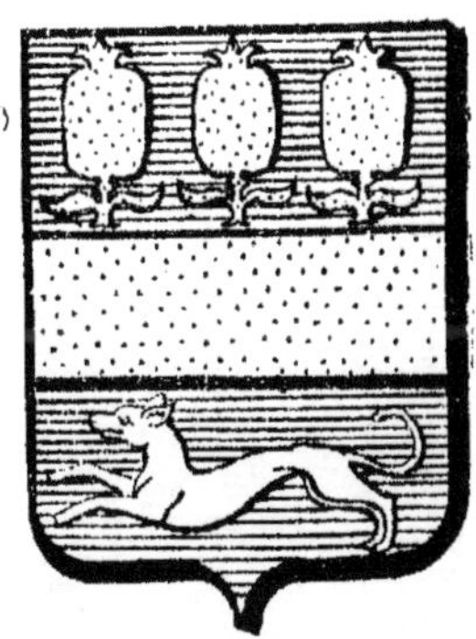

(49) Suivant l'article 71 de la coutume de Bar, le fils pouvait reprendre la noblesse maternelle, en renonçant, à la mort du père, au tiers de la succession paternelle.

(50) Dom Pelletier, p. 774.

Nancy, fut anobli par lettres du 25 août 1616, vérifiées le 19 février 1619 (51).

« *D'azur, à la fasce d'or, accompagnée en chef de trois grenades d'or, tigées et feuillées de même, et en pointe d'une levrette courante d'argent* ; et pour cimier la levrette de l'écu tenant un rameau de grenadier d'or, chargé de trois grenades (52). »

César Maldiny.

César Maldiny, chirurgien du comte de Vaudémont, frère du duc Henri, fut anobli par lettres données à Nancy, le 3 mars 1624, en considération « des bonnes qualitez de notre... subject naturel César Maldiny et notamment de sa capacité et expérience qu'il s'est acquise par divers voyages et pays estrangers, où il auroit eu l'honneur d'estre retenu au service des princes qui l'ont gratifié de notables preuves de leur bienveillance, dont nous sommes plus particulièrement informé mesme par notre frère, Monsieur de Vaudémont, qui nous a faict aussy entendre le singulier contentement qu'il avoit de ses debvoirs depuis quatre ans qu'il l'auroit appelé à son service... » (53).

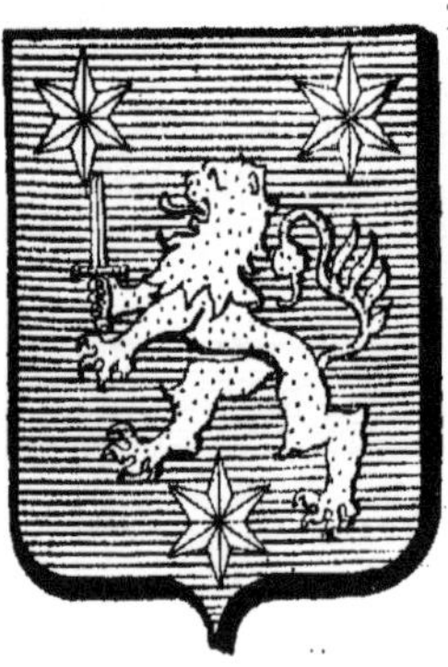

(51) Le registre contenant ces lettres est perdu.
(52) Dom Pelletier, p. 660.
(53) Arch. dép., B. 99, f° 148.

Le duc lui accorda les armoiries suivantes :

« *D'azur à un lion d'or tenant une épée d'argent garnie d'or et accompagnée de trois molettes d'argent, deux en chef et une en pointe;* timbré d'un lion naissant d'or, issant d'un torty d'or et d'azur, le tout porté d'un armet morné avec son lambrequin aux métaulx et couleurs susdites. »

V

Règne de Charles IV (1624-1675).

Remy Bidaut.

Remy Bidaut, médecin à Saint-Mihiel, fut anobli le 2 juillet 1628, en considération, dit le duc Charles IV, « de l'honneur qu'il a présentement d'estre retenu à nostre service en la qualité de conseiller et médecin des nostres, en laquelle feu nostre très honoré seigneur et beau père, qui soit au Ciel, l'auroit aussi retenu, ayant l'advantage en ceste profession d'en avoir recherché l'expérience qui se peut acquérir pendant dix huict ans qu'il a résidé à Paris et après avoir fréquenté plusieurs universitez plus fameuses en ceste science pour s'y rendre tant plus capable, et se trouvant allié... du costé de

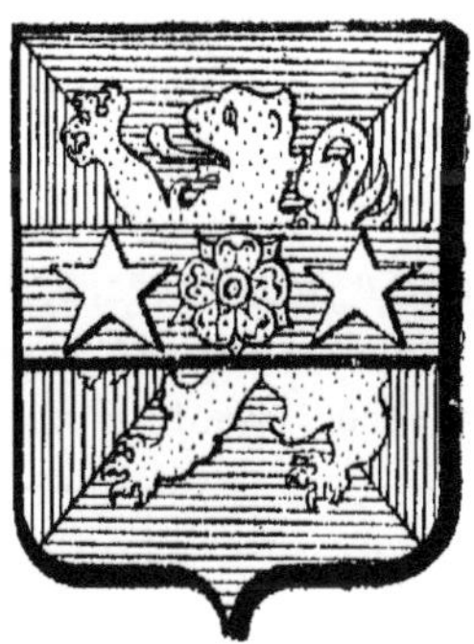

sa mère grande à personnes de mémoire très recommandable, comme il l'est aussi par mariage à l'une des meilleures familles de nostre ville de Saint-Mihiel, en laquelle comme en plusieurs autres lieux il met peine d'assister et soulager le public... (54). »

Porte « *d'azur écartelé en sautoir de gueules, à un lion d'or mis en pal, à une fasce d'azur chargée d'une rose d'or entre deux étoiles d'argent, brochant sur le tout;* et pour cimier un lion naissant d'or tenant entre ses pattes une palme de sinople. »

Michel du Mesnil.

Michel du Mesnil, natif du duché de Bar, fut retenu vers 1603 à la cour de Charles III, en qualité de chirurgien ordinaire, et continua « ses bons et fidelz services » aux ducs Henri II et Charles IV, qui en eurent « grand contentement et satisfaction » (55). En 1618, Henri II lui octroya, en récompense de son zèle, une pension annuelle de 35 résaux de blé et autant d'avoine. Charles IV confirma cette pension (56) et accorda à Michel du Mesnil des lettres de noblesse le 5 mai 1629 (57).

De son mariage avec Claude Laurent, du Mesnil avait eu un fils, Jean, né en 1606, qui fut premier chirurgien de Charles IV. Les deux fils de Jean du Mesnil furent déclarés gentilshommes, le 10 avril 1701; l'un d'eux, Gabriel du Mesnil, né en 1641, fut médecin du duc Léopold (58). Les armoiries de cette famille sont :

« *D'azur à la croix fleuronnée, écartelé de gueules à une tête de licorne d'argent;* et pour cimier, une tête de licorne de l'écu, issante d'un armet morné,

---

(54) A. D., B. 103, f° 94 v°.
(55) A. D., B. 104, f° 78.
(56) A. D., B. 7752, f° VIIxx, XV, et B. 7756.
(57) A. D., B. 104, f° 78.
(58) Dom Pelletier, p. 570.

orné de son bourlet et lambrequin aux métaux et couleurs susdites. »

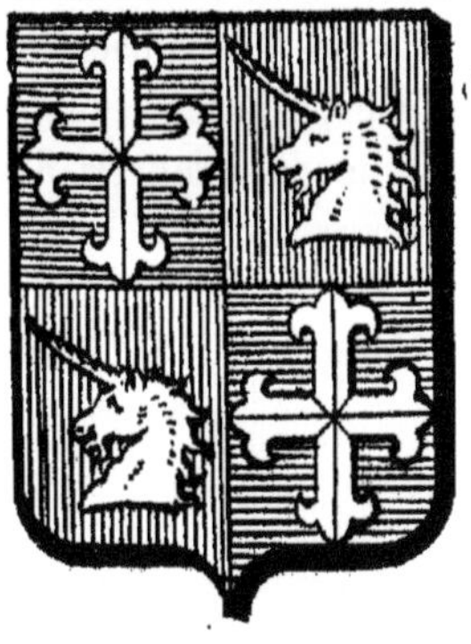

Jean Forget.

Jean Forget, docteur en médecine, premier médecin du duc Charles IV, naquit à Essey-les-Nancy ; il accompagna son prince dans ses voyages et ses expéditions militaires et fut anobli le 24 août 1630. Forget faisait ses études à Paris à l'époque où J.-B. Porta publiait des ouvrages aussi remarquables par leur originalité que par les vérités qu'ils renfermaient. L'un d'eux, sous le titre de Phytognomonica, fixa l'attention de Forget : c'était un traité des propriétés des plantes et des moyens d'en découvrir les vertus par leur analogie avec les différentes parties du corps des animaux. Le médecin lorrain, qui ne partageait pas les idées du savant Napolitain, les combattit dans un écrit qui ne fut imprimé que longtemps après sa composition : « Artis signatæ designata fallacia authore Joanne Forget, medico lotharingo ». Nancy, 1633 (59).

Forget avait pour armoiries :

« *De gueules, coupé d'azur à une colombe essorante*

(59) Simonin, *Esquisse de l'histoire de la médecine et de la chirurgie en Lorraine* (*in* Bulletins de la Société d'archéologie lorraine, 1868, p. 144).

d'argent, environnée de trois étoiles d'or, deux en chef et une en pointe ; timbré de la colombe de l'écu tenant son bec un rameau de laurier de sinople, issant d'un tortil d'or, d'azur, d'argent et de gueules, le tout porté d'un armet morné, couvert d'un lambrequin aux métaux et couleurs susdites (60).»

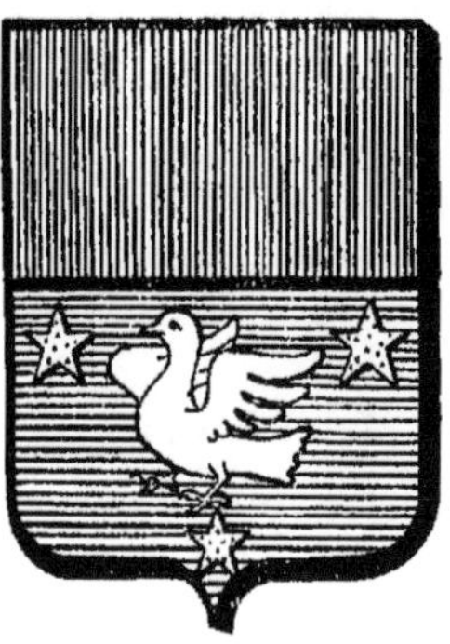

Nicolas Belchamps.

Nicolas Belchamps, né à Mirecourt, médecin du duc Charles IV, fut anobli le 4 juin 1631, en considération de ce qu'il « tenoit rang considérable et avoit pendant le règne du deffunct duc Henry second... servy en plusieurs charges publiques et dans l'employ de diverses commissions importantes qui luy auroient esté données pour son service dans les pays estrangers, desquelles il s'est acquitté dignement et avec beaucoup de louanges... » (61) Il reçut comme armoiries :

«*D'argent, chargé en chef de deux croix racourcies de gueules, à une pointe d'azur décorée d'un chapeau de laurier d'or, enlacé de sept épis de blé de même*, timbré d'un chapeau de laurier de l'écu

(60) A. D., B. 106, f° 128 v°.
(61) A. D., B. 107, f° 117.

supporté d'un torty d'or, d'argent, d'azur et de gueules... »

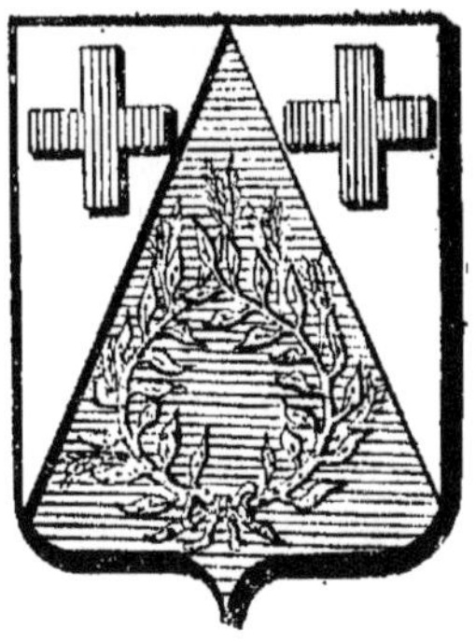

Nicolas Cuny.

Nicolas Cuny, chirurgien du duc François, fut anobli par diplôme de l'empereur Ferdinand III du 16 août 1650 et confirmé noble par lettres patentes du duc Charles IV du 2 novembre 1663, vérifiées le 22 janvier 1664.

« *De gueules, à trois cors de chasse d'argent, enguichés et liés d'azur, au chef d'or chargé d'une aigle impériale à deux têtes de sable,* qui sont les

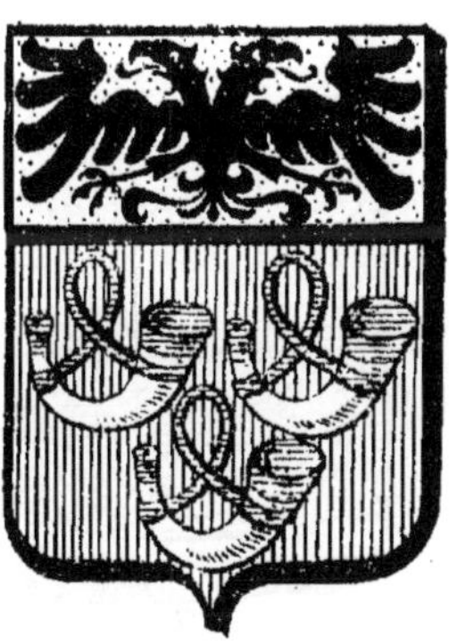

armes de Françoise Guichard, sa mère; et pour cimier

un sauvage au naturel donnant d'un cor de l'écu et couronné de sinople (62). »

François Charles.

François Charles, valet de chambre de Charles IV et chirurgien-major de son armée, avait été anobli le 13 septembre 1654. Par lettres patentes du 10 mars 1706, son fils obtint du duc Léopold la permission de reprendre la noblesse paternelle qui avait été abandonnée à la suite des circonstances suivantes : « Le duc Nicolas François aurait le 13 septembre 1655 accordé des lettres d'annoblissement à François Charles, son père, chirurgien-major de l'armée de Charles IV, en considération des services qu'il lui avoit rendus dans ses emplois, et qu'il voulait aller lui confirmer près de sa personne en Espagne; s'étant pour cet effet exposé à une longue et dangereuse navigation dont le funeste succès a causé sa perte; ce qui auroit obligé ledit Nicolas François Charles, son fils, pour lors peu avancé en âge, et ignorant son état, d'abandonner sa patrie dans un temps de trouble, et où il n'est revenu qu'après l'heureux avènement de S. A. à la couronne... »

Porte « *d'azur, au bateau d'argent, le mât baissé,*

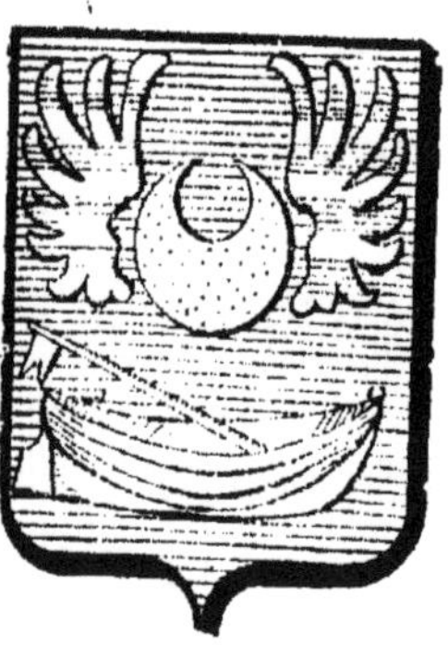

(62) Dom Pelletier, p. 184.

le guidon de même, surmonté d'un croissant montant d'or, entre deux ailes d'argent et d'azur; et pour cimier le croissant entre les deux ailes de l'écu... (63).»

François Sellier.

François Sellier, né vers 1630, servit pendant plusieurs années, en qualité de chirurgien-major, dans les armées de Charles IV, où il s'acquitta « dignement et diligemment de son debvoir ». Il accompagna son prince dans ses diverses campagnes et fut nommé, le 29 octobre 1659, valet de chambre et chirurgien ordinaire. Charles IV, dans le but de relever la chirurgie dans ses Etats, emprunta à la France sa jurisprudence chirurgicale et nomma Sellier, le 16 mai 1661, son premier chirurgien « pour avoir l'œil à ce que les désordres et abus ne se pratiquent plus dans (les) duchés de Lorraine et le Bar » (64). « Et pour encore plus gratifier ledit Sellier, dit le duc, lui avons permis de vendre et résigner ledit Etat et Office de notre valet de chambre, premier chirurgien et barbier ordinaire au profit de personne idoine et capable et qui nous soit agréa-

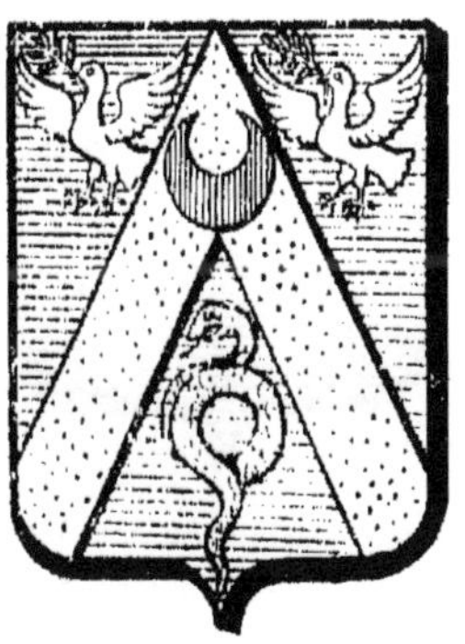

(63) Dom Pelletier, p. 116.
(64) *Ordonnances de Lorraine*, I, p. 79.

ble » (65). Sellier fut, de plus, anobli le 29 octobre 1661 ; il mourut le 30 juin 1709, âgé de près de 80 ans et fut inhumé aux Cordeliers (66) ; ses armes sont :

« *D'azur, au chevron d'or, chargé sur la pointe d'un croissant montant de gueules, et accompagné en chef de deux colombes d'argent, portant en leur bec un rameau d'olivier de sinople, et en pointe d'un serpent d'or mis en pal* (67). »

Charles Rousselot.

Charles Rousselot, né à Nancy, était un des conseillers médecins ordinaires du duc Charles IV, qui lui accorda des lettres de noblesse, le 13 janvier 1662, à Paris (68). Son frère Christophe avait été anobli en 1634.

Il épousa, le 19 juin 1640, Christine de Bermand, fille d'Antoine de Bermand, seigneur d'Uzemain, conseiller d'Etat, et de Christine de Chastenoy (69).

Porte « *d'azur au lion coupé d'or ;* et pour cimier le lion de l'ecu issant d'un tortil d'or et d'azur ».

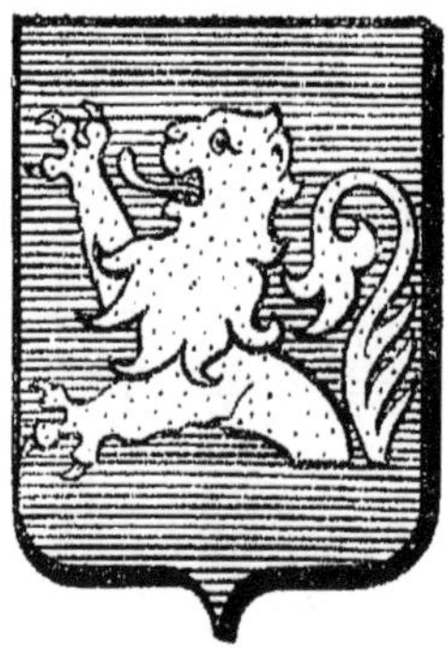

(65) *Id.*, p. 81. Ordonnance du 23 août 1661.

(66) Lepage, *Archives de Nancy* (Décès de la paroisse Notre-Dame).

(67) Dom Pelletier, p. 744.

(68) A. D., B. 112, f° 1.

(69) Dom Pelletier, p. 714, et Lepage, *Archives de Nancy* (Mariages de la paroisse St-Sébastien).

François Callot.

François Callot, médecin, né à Portieux (Vosges), fut anobli par Charles IV, le 12 novembre 1662. Il mourut à Nancy, à l'âge de 75 ans, le 24 janvier 1689, et fut inhumé à l'hôpital Saint-Julien, dont il fut un des bienfaiteurs (70).

« *D'azur, au chevron d'or accompagné en chef de deux roses d'argent et en pointe d'une tête de licorne de même* (71). »

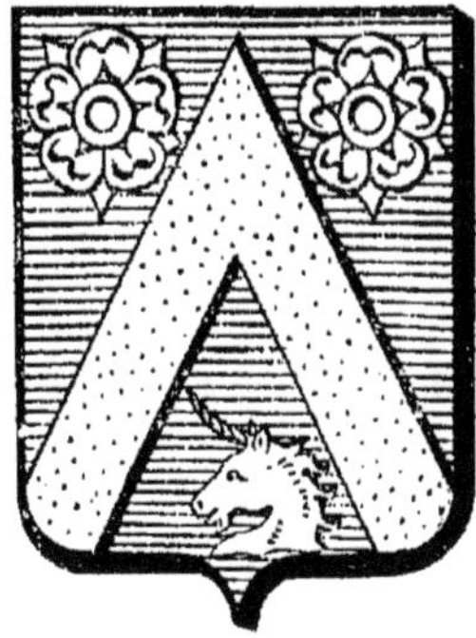

Gabriel Bassot.

Gabriel Bassot, docteur en médecine, demeurant à Neufchâteau, fut anobli par lettres du duc Charles IV, données le 25 juin 1663 (72).

« *D'azur, au chevron d'argent, accompagné en chef de deux étoiles d'or et en pointe d'une palme de même.* »

---

(70) Voir son testament dans le travail de L. Germain, La famille des médecins Callot, in *Bulletin mensuel de la Société d'Archéologie lorraine*, 1901, p. 148.

(71) Dom Pelletier, p. 103.

(72) Dom Pelletier, p. 34. Le registre contenant ces lettres est perdu.

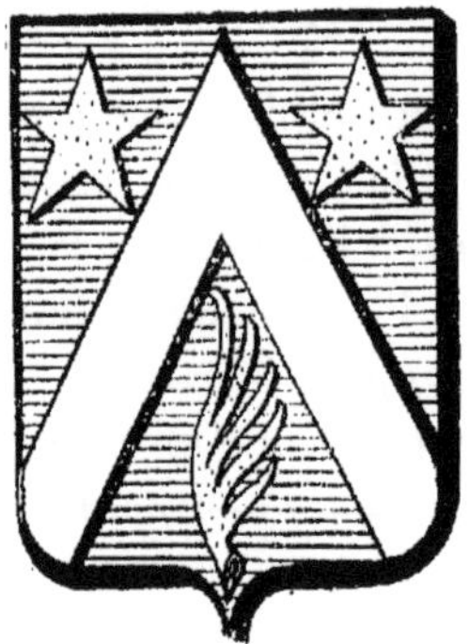

Charles Thiriet.

Charles Thiriet, docteur en médecine, né à Nancy, fut anobli le 24 décembre 1663. Il mourut, dans sa ville natale, le 16 mars 1675 et fut inhumé aux Annonciades (73).

« *D'azur, à une gerbe d'or liée de sable* (74). »

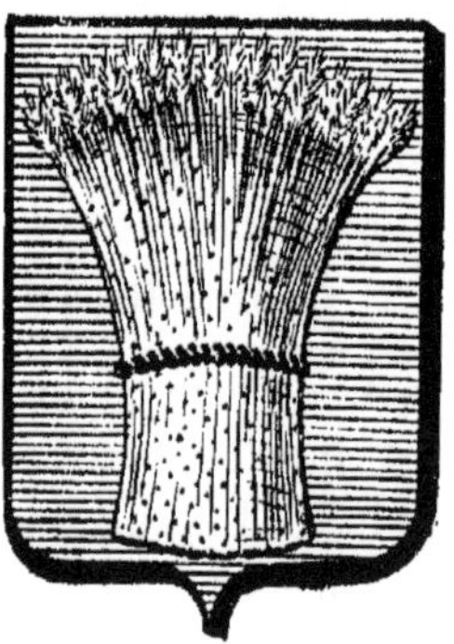

Christophe Pillement.

Christophe Pillement, docteur en médecine, fut nommé professeur à la Faculté de médecine de Pont-à-Mousson en 1649, et doyen par lettres patentes du duc régent Nicolas-François, en date du 1er juin 1655. Cette

(73) Lepage, *Archives de Nancy* (décès de la paroisse Saint-Sébastien).

(74) Dom Pelletier, p. 782.

nomination fut confirmée par Louis XIII, le 30 avril 1657. Le duc Charles IV l'anoblit le 11 mars 1666 (75). C'est à Pillement qu'on doit l'histoire de la grossesse extra-utérine, qu'il décrivit sous le nom de : « historia fœtus mussipontani ex uterum in abdomine reperti et lapidescentis (1659) ». Il s'agit d'une femme, ayant souffert pendant 30 ans d'une tumeur abdominale et à l'autopsie de laquelle on trouva dans la cavité abdominale un fœtus crétifié. L'observation de ce « fœtus mussipontain » donna lieu à des commentaires et à des discussions de la part des savants les plus habiles de cette époque (76).

Pillement mourut en 1691 ; il avait épousé Marie de Senent dont il eut Antoine-Charles Pillement, seigneur de Russanges, qui fut professeur et doyen de la Faculté de droit de Pont-à-Mousson.

« *D'azur, à trois colombes d'argent, tenantes dans leur bec un rameau d'olivier de même;* et pour cimier une colombe de l'écu. »

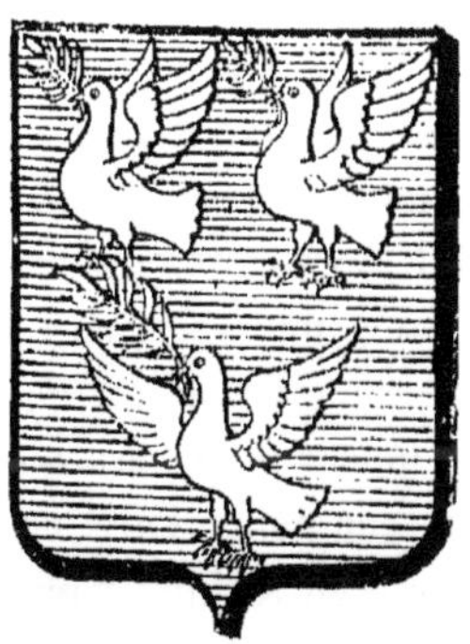

(75) A., D: B. 116, f° 18.

(76) Voir Grellois : *Un épisode de la Faculté de médecine de Pont-à-Mousson* (Mém. de la Soc. philotechnique de Pont-à-Mousson, 1878). Docteur René, *l'Ancienne Faculté de médecine de Pont-à-Mousson* (in *Gazette des hôpitaux*, 1881).

VI

Règne de Léopold (1690-1729)

Jean-Baptiste Alliot.

Jean-Baptiste Alliot, d'une famille originaire de Florence, naquit à Bar-le-Duc. Il était le fils de Pierre Alliot, qui fut médecin ordinaire de Charles IV, duc de Lorraine, et qui, croyant avoir trouvé un remède contre le cancer, fut appelé à donner ses soins à Anne d'Autriche, mère de Louis XIV.

Jean-Baptiste Alliot fit ses études à l'Université de Pont-à-Mousson, où il prit le grade de docteur en médecine. Ses talents lui valurent le titre de médecin ordinaire de Louis XIV et la charge de médecin de la Bastille. Il fut nommé pour accompagner en Lorraine la princesse Charlotte-Elisabeth d'Orléans, future épouse du duc Léopold. Bien qu'attaché à la personne du roi de France, Alliot « conserva toujours cette inclination naturelle qu'il avait pour son souverain et sa patrie ». Le duc Léopold lui accorda, le 23 décembre 1698, des lettres d'anoblissement et de reprise de la noblesse de Bonne de Mussey, sa mère (77). Le 1er novembre 1703, il le nomma son premier médecin et surintendant des eaux minérales de Lorraine (78) et le 1er mars suivant, conseiller d'Etat (79). Alliot contribua à la réputation qu'acquirent les eaux de Plombières. On a publié sous son nom à Paris, en 1698, un « Traité de cancer » qui est, en réalité, l'œuvre de son fils, Dom Hyacinthe. Ses armoiries sont :

« *D'azur à la fasce d'or, chargée à dextre d'un croissant montant de sable, et accompagné de qua-*

(77) Dom Pelletier, p. 6.
(78) A. D., B. 123, f° 117 v.
(79) A. D., B. 124, f° 185.

tre quintefeuilles d'or, trois en chef et une en pointe. »

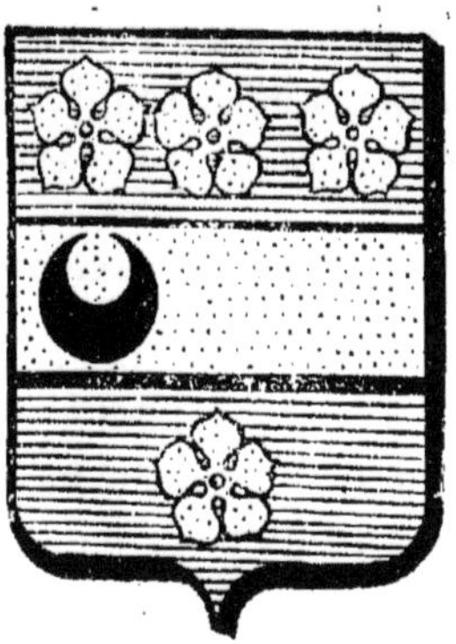

Nicolas Harmant.

Nicolas Harmant, médecin stipendié de la ville de Nancy pendant trente ans, était un des conseillers et médecins ordinaires du duc Léopold. Il fut anobli le 10 juillet 1710 (80) et mourut le 21 août 1712 (81), à l'âge de 64 ans.

« *D'azur à deux masses d'or posées en sautoir liées de gueules, accompagnées de trois étoiles d'ar-*

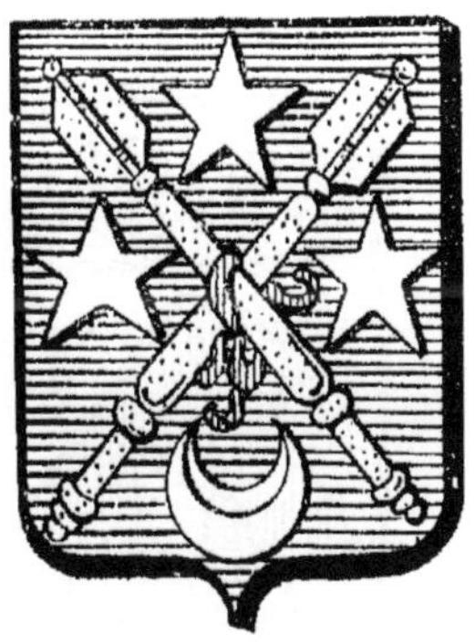

(80) A. D., B. 129, f° 131 v°.

(81) Lepage, *Archives de Nancy* (Décès de la paroisse Saint-Sébastien).

gent, une en chef et les deux autres flanquées, et d'un croissant montant de même mis en pointe ; et pour cimier une masse d'armes de l'écu, issante d'un armet morné, orné de son bourrelet et lambrequin aux métaux et couleurs de l'écu. »

Jean-Baptiste Ignace-Isidore Mengin.

Ignace-Isidore Mengin, célèbre médecin, né à Saint-Mihiel, exerça son art d'abord à Saint-Dié, puis à Nancy. En 1709, il fut nommé médecin ordinaire du duc Léopold (82), qui lui permit de reprendre la noblesse de sa mère et l'anoblit le 1er février 1712 (83). Mengin a publié, dans le Dictionnaire de Trévoux (édition de Nancy), une dissertation sur la catalepsie et une sur les eaux de Plombières.

Les armes d'Elisabeth Mengeot, mère de Mengin, étaient :

« *D'or au chevron de gueules accompagné de deux étoiles d'azur en chef, et en pointe d'un croissant de même, au chef de sable, chargé de trois serpents d'argent mis en pal ;* et pour cimier un serpent de l'écu issant. »

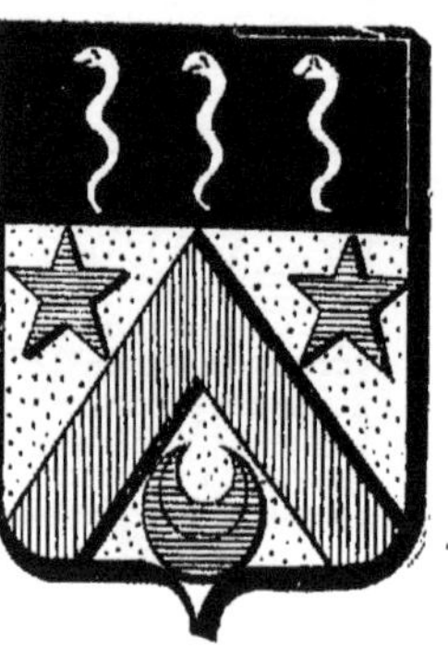

(82) Archives de Nancy, BB 20.
(83) Don Pelletier, p. 562.

Antoine Bagard.

Antoine Bagard, fils de Charles Bagard, médecin, naquit à Nancy en octobre 1666; nommé médecin stipendié de la ville de Nancy (84), le 2 mai 1699, il ne tarda pas à s'attirer une grande réputation. Le duc Léopold le choisit comme médecin de son hôtel le 1er janvier 1704, puis comme conseiller médecin ordinaire le 10 juillet 1711 (85). L'année suivante, le 23 mars, il lui accorda des lettres de noblesse, en considération de sa « capacité, sa prudence et sa sage conduite, notamment lorsque nous l'envoyâmes, dans quelques endroits de nos Etats où il régnait des maladies contagieuses et dont la malignité le mit lui-même en danger de la vie (86) ».

Léopold lui donna une nouvelle marque de son estime en le créant conseiller d'Etat, le 2 septembre 1722 (87). Il était conseiller premier médecin du duc depuis le 20 janvier 1713 (88). De son mariage avec Claude Guilbert, il eut, entre autres enfants, Charles, qui fut également médecin.

Ses armes sont les suivantes :

« *D'azur à trois anneaux cordelés d'or et flamboyant de gueules, au chef d'or chargé d'un lion léopardé de gueules;* pour cimier un lion naissant issant d'un armet morné orné de son bourrelet et lambrequin aux métaux et couleurs de l'écu. »

Signalons, pour terminer, un jeton que la ville de Nancy fit frapper en 1700 pour Antoine Bagard. Il est dû au célèbre graveur Ferdinand de St-Urbain. Il est sans millésime, et présente d'un côté la ville de Nancy avec cette légende : « jeton de la Chambre de ville de

(84) Archives de Nancy, BB. 19.
(85) Arch. dép., B. 130, f° 121.
(86) Arch. dép., B. 131, f° 79 v°.
(87) Arch. dép., B. 156, f° 181 v°.
(88) Arch. dép., B. 132, f° 72.

Nancy ». De l'autre côté sont les armes de Bagard, sans légende (89).

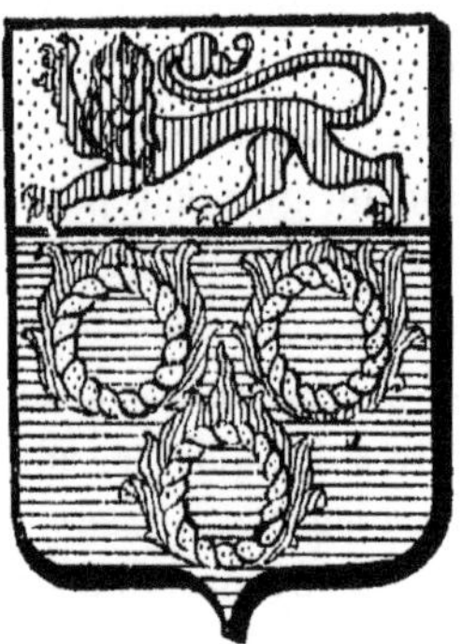

Joseph Le Lorrain.

Joseph Le Lorrain, fils de Jacques Le Lorrain, médecin du duc Charles IV et professeur à la faculté de Pont-à-Mousson, succéda à son père en cette dernière charge en 1692 et s'en démit en 1719. Il mourut en 1721. Léopold l'avait anobli le 1er août 1719 pour services rendus tant à la cour que dans les armées qu'il avait toujours suivies (90).

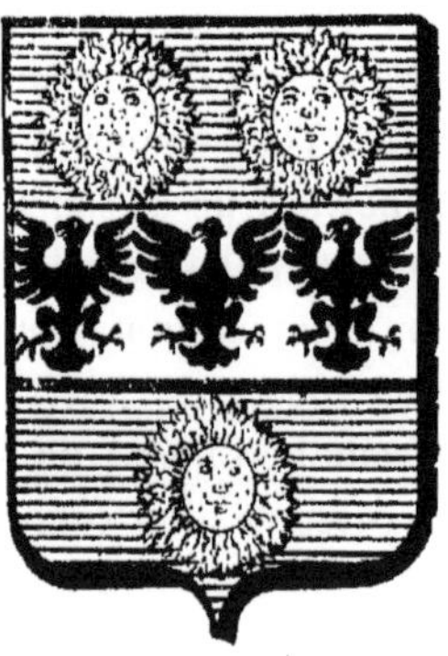

(89) Lionnois, *Histoire des villes vieille et neuve de Nancy*, II, p. 144.

(90) Arch. dép., B. 134, fo 20.

« *D'azur à la fasce d'argent chargée de trois aigles esployées de sable et accompagnée de trois soleils d'or, deux en chef et un en pointe*, et pour cimier, un livre ouvert d'or. »

Sébastien Hyan, dit Priny.

Sébastien Hyan, docteur en médecine à Saint-Mihiel, nommé médecin ordinaire du duc Léopold, le 15 juin 1715 (91), fut anobli le 20 juin suivant, en récompense de son zèle pour sa patrie et de son attachement à son prince. Ses lettres de noblesse nous apprennent qu'il s'était distingué dans les temps d'épidémie « en employant, dans les endroits de nos Etats qui auraient été infectez de maladies pestilentielles, (où le duc l'avait envoyé)... plusieurs beaux secrets qu'il tient de ses ancêtres... » (92). Il lui fut permis de joindre à son nom, celui de Prigny, qu'il portait déjà depuis plus de 20 ans et qui était celui de ses aïeux maternels.

« *D'argent à trois fasces d'azur à la pointe de gueules chargée de trois besans d'or posés un et deux* ; et pour cimier un canard au naturel. »

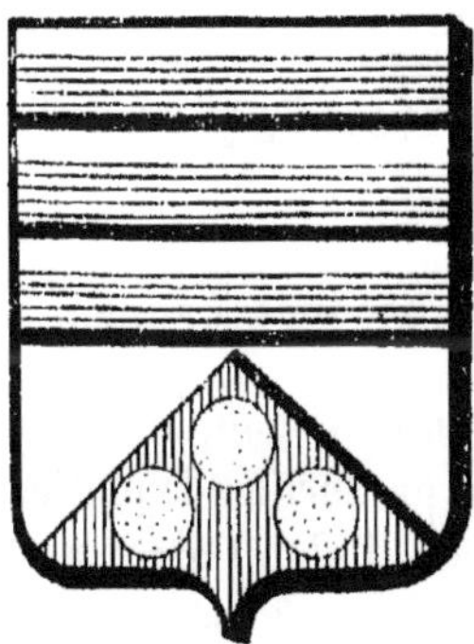

(91) Arch. dép., B. 139, p. 57 v°.
(92) Id., B. 139, f° 55.

Jean Thirion.

Jean Thirion, fils de Nicolas Thirion, maître chirurgien à Bar, et de Jeanne de Briel, fut l'un des chirurgiens ordinaires du duc Léopold et l'accoucheur de la duchesse de Lorraine.

Le 7 septembre 1719, il obtint permission de reprendre la noblesse et les armes de sa mère, descendue au cinquième degré de Warin Briel, anobli par le duc René en 1485. Ces armes étaient :

« *D'azur au chevron renversé d'or duquel pend un huchet de même, virolé et lié de gueules*, et pour cimier, le huchet de l'écu (93). »

Il fut également permis à Jean Thirion de joindre à son nom celui de Briel.

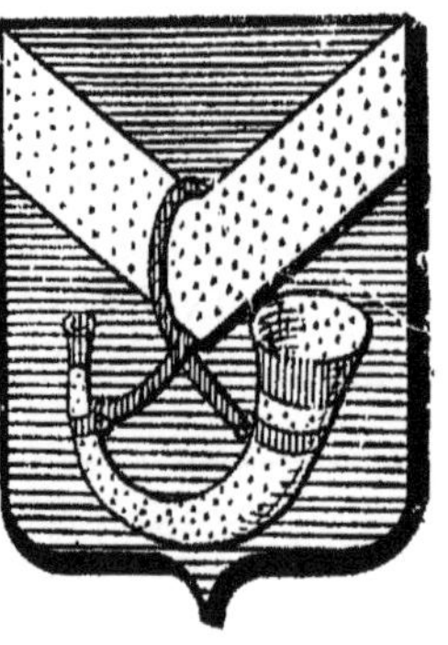

Jacques Fagnan.

Jacques Fagnan ou Fagan, médecin, était originaire d'Irlande. Sur la production de plusieurs pièces jugées peu satisfaisantes, il obtint arrêt de la Chambre des comptes de Lorraine, le 3 août 1772, par lequel il fut maintenu, provisoirement, en la jouissance des droits de la noblesse, jusqu'au rétablissement de la libre cor-

(93) Dom Pelletier, p. 778.

respondance avec l'Angleterre, pour en justifier plus amplement (94). Ses armoiries ne sont pas rapportées.

Louis Sirejean.

Louis Sirejean, l'un des chirurgiens ordinaires et valet de chambre du duc Léopold, fut anobli le 8 octobre 1724 (95). Il avait suivi son prince dans tous ses voyages, et celui-ci, pour le récompenser des services qu'il avait rendus à la famille ducale, l'avait choisi pour son chirurgien le 1er juin 1712 (96).

Ses armoiries sont les mêmes que celles de son frère anobli en 1712 :

« *D'azur à la fasce d'or au bras dextre armé d'argent, la main au naturel tenant une épée de même emanchée d'or brochant sur le tout et mis en pointe ;* et pour cimier un lion issant d'or tenant entre ses pattes l'épée de l'écu. »

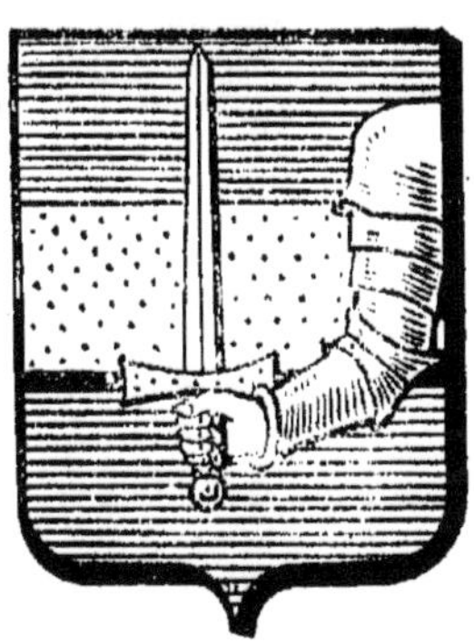

Jean-Baptiste Bassant.

Jean-Baptiste Bassant, docteur en médecine de la faculté de Salerne, fut anobli le 23 mars 1728, en considération des services qu'il avait rendus près de

(94) Dom Pelletier, p. 230.
(95) Arch. dép., B. 164, f° 11.
(96) Arch. dép., B. 131, f° 142.

la personne du prince royal, en qualité de médecin ordinaire, et notamment à Vienne pendant sa maladie. Le 27 octobre 1730, il fut fait baron (97), en récompense de ce qu'il avait guéri le prince Charles de Lorraine de la petite vérole (98).

Porte : « *Parti d'azur et d'argent, à la vipère tortillante et couronnée d'or de l'un en l'autre, l'écu bordé de gueules*, et pour cimier un aigle éployé de sable. »

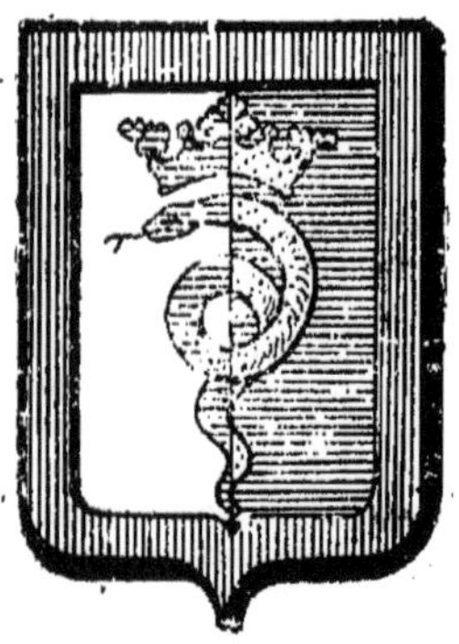

VII

Règne de François III (1729-1738).

Maurice Grandclas.

Maurice Grandclas, docteur en médecine de la faculté de Pont-à-Mousson, naquit à Châtel-sur-Moselle (99). Il exerça la médecine à Nancy à partir de l'année 1714. En 1720, il fut nommé, à la suite d'un concours, professeur à la faculté de Pont-à-Mousson (100) et doyen

(97) C'est le seul médecin lorrain qui fut créé baron.

(98) Dom Pelletier, p. 34.

(99) Selon Dom Calmet (Bibliothèque lorraine, supplément). Les Archives municipales de Nancy (BB. 21) portent qu'il est natif de Charmes.

(100) Le 22 avril 1720, Arch. départ., B. 149, f° 107.

trois ans plus tard (101). Médecin fort habile et d'une haute valeur, Grandclas fut anobli par le duc François le 20 avril 1731. Il mourut le 15 juillet 1757. Il a laissé un ouvrage dans lequel il fait connaître les résultats de ses observations sur la température des divers points de la Lorraine (De temperatura diversorum Lotharingiæ tractuum, 1728). Ses armes sont :

« *D'azur au cygne d'argent becqué de sable et en chef trois roses d'or, une, une, une ;* et pour cimier une branche d'olivier issante d'un armet morné orné de son bourrelet et lambrequins aux métaux et couleurs de l'ecu (102). »

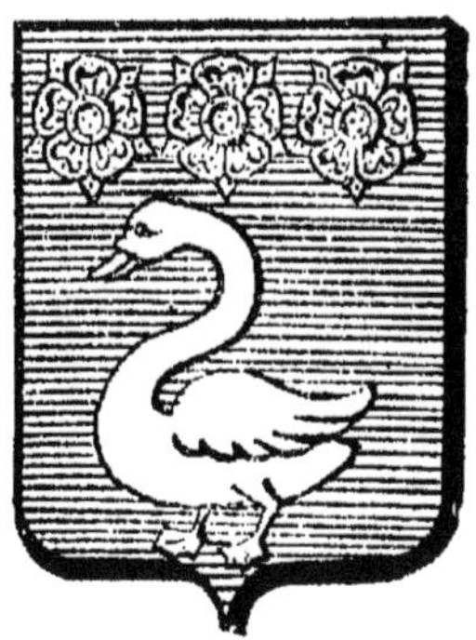

Pierre Sirejean.

Pierre Sirejean, docteur en médecine, fils de Jean Sirejean, maître apothicaire à Nancy, était le neveu de Louis Sirejean, chirurgien du duc, anobli en 1724, dont nous avons parlé précédemment.

Sur une supplique qu'il adressa au duc François, il fut, lui-même, anobli le 18 avril 1730, bien que n'ayant encore rendu aucun service à son prince ; mais, est-il dit dans les lettres de noblesse, « quoique l'exposant..... n'ayt point été en occasion de nous en

(101) Le 8 septembre 1723, Arch. départ., B.160, f° 138, v°.
(102) Arch. départ., B. 172, f° 142 v°.

rendre aucuns, il n'a pas cessé d'en avoir toujours eu une noble envie, ne s'étant dévoué au bien public en notre ville de Nancy que jusqu'à ce que nous trouverions à propos de l'employer et que par une longue expérience et application, il se serait rendu digne d'être un jour appelé en notre cour pour y signaler son zèle, sa fidélité et son respectueux attachement à nous rendre ses très humbles services, qu'en attendant qu'il puisse obtenir cet honneur, il ne s'est pas rendu indigne, ni par son état de médecin, ni par sa conduite de participer à celui dont ses deux oncles ont été favorisés..... » (103). Il lui fut donc permis de reprendre la noblesse et les armoiries de ses oncles. Il fut plus tard conseiller, médecin ordinaire du duc Stanislas.

Jean Salmon.

Jean Salmon, l'un des médecins ordinaires du duc Léopold, avait été appelé à Nancy « dès l'année 1720, que la peste affligeait la ville de Marseille (104) ». Le duc François fut si content de ses services qu'il lui accorda une pension et l'anoblit le 5 juin 1736 (105).

Jean Salmon avait épousé en 1723 Anne-Renée Ducreux, dont il eut un fils, Nicolas, qui fut également médecin, et mourut à l'âge de 25 ans, en 1749 (106).

Ses armoiries sont les suivantes :

« *De sable frêté d'argent, au chef cousu de gueules, chargé d'un saumon d'or mis en fasce*, et pour cimier une étoile d'argent issante d'un armet morné, orné de

---

(103) Arch. dép., B. 178, f° 65, v°.

(104) Lors de la peste de Marseille, Léopold prit les mesures les plus rigoureuses pour éviter que la maladie ne se déclarât dans ses Etats.

(105) Arch. dép., B. 179, f° 17 v°.

(106) Lepage, *Archives de Nancy* (mariages et décès de la paroisse Notre-Dame).

son bourrelet et lambrequin aux métaux et couleurs de l'écu. »

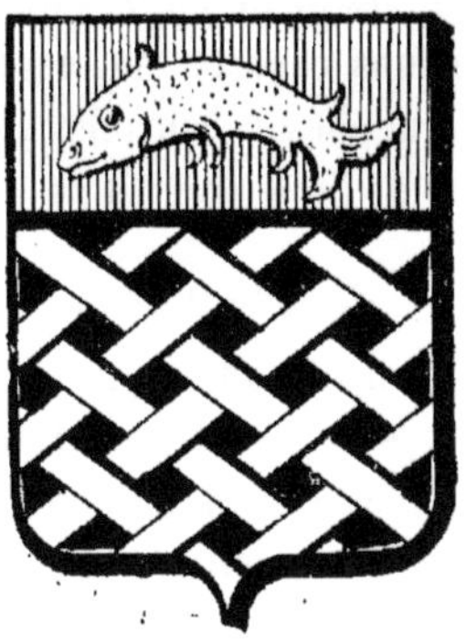

Nicolas Devaux.

Nicolas Devaux, chirurgien, né à Robert-Espagne (Meuse), fut anobli le 18 juin 1736, pour services rendus pendant 38 ans tant au duc François III qu'à son prédécesseur. En 1698, il avait offert ses services au duc Léopold qui l'avait nommé chirurgien major de la Compagnie des Suisses de la Garde. En 1708, il fut retenu à la Cour du prince en qualité de « chirurgien ordinaire près de sa personne ». Il remplit les mêmes

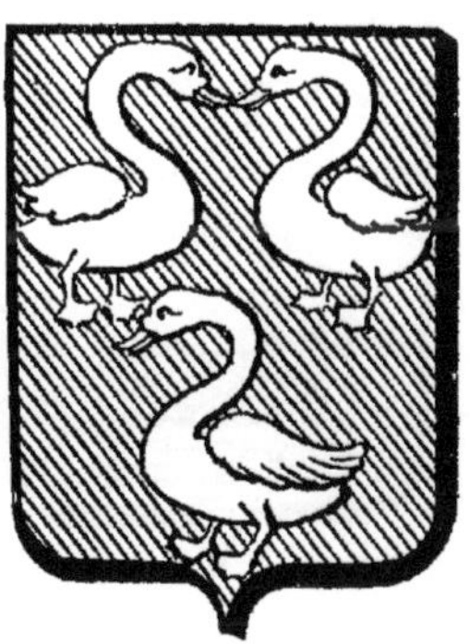

fonctions près du duc François et de la famille ducale « avec succès, exactitude, zèle et fidélité ».

Il reçut comme armoiries :
« *De sinople à trois cygnes d'argent, deux en chef et un en pointe, les deux cygnes du chef affrontés*, et pour cimier une chouette au naturel issant d'un armet morné, orné de son bourrelet et lambrequin au métal et couleur de l'écu (107). »

Claude Duban.

Claude Duban, lieutenant du 1er chirurgien du duc en la ville et office de Bruyères, fut retenu, le 15 juin 1722, près du duc Léopold, en qualité de chirurgien ordinaire (108). Dans la suite, il devint le premier chirurgien du roi et de la reine de Pologne. François III l'anoblit le 22 août 1736 et lui donna, pour armoiries : « *D'argent, au cerf couché et terrassé au naturel mis en pointe, le cerf tenant en sa bouche une plante de même, au chef d'azur paré de trois étoiles d'or, une, une et une*, et pour cimier une étoile de l'écu, accompagnée de deux vols, l'un d'argent et l'autre d'azur, issante d'un armet morné, orné de son bourrelet et lambrequins d'azur et or au canton dextre, gueule et argent au canton senestre (109). »

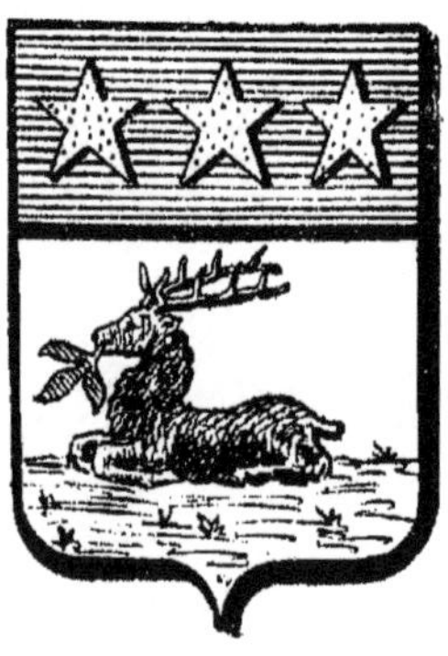

(107) Arch. dép., B. 179, f° 40.
(108) Arch. dép., B. 156, f° 110.
(109) Arch. dép., B. 179, f° 81.

VIII

Règne de Stanislas (1738-1766).

Charles Remy.

Charles Remy, médecin de la duchesse douairière de Lorraine, souveraine de Commercy, fut anobli par cette princesse le 1er décembre 1743 (110).

Armes : « *D'azur, au chevron d'argent surmonté d'une croix de même et accompagné en chef de deux étoiles d'or, et en pointe, d'une levrette courante de même;* pour cimier, un croissant montant d'azur, issant d'un armet morné, orné de son bourrelet et d'un lambrequin aux métaux et couleur de l'écu. »

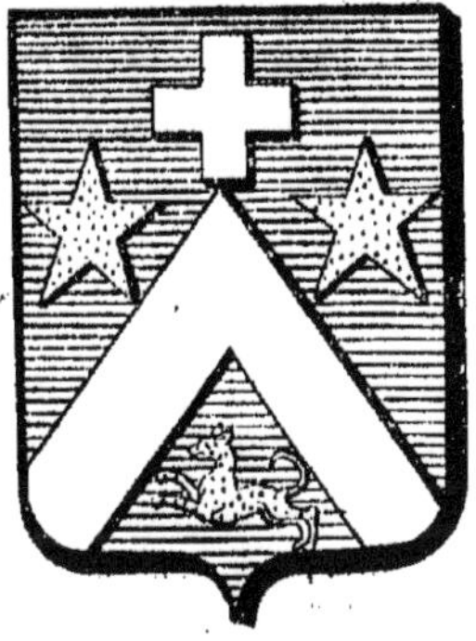

François-Joseph Latraye.

Latraye, natif de Vittel, conseiller-médecin ordinaire de la duchesse douairière de Lorraine, souveraine de Commercy, fut anobli par elle le 19 août 1744.

Armes : « *Parti d'or et d'azur, à un chevron accompagné de trois tours crénelées, deux en chef et*

(110) Lepage et Germain, *Complément au Nobil. de Lorr.*, p. 114.

une en pointe, le tout de l'un en l'autre; pour cimier, une tour d'or (111). »

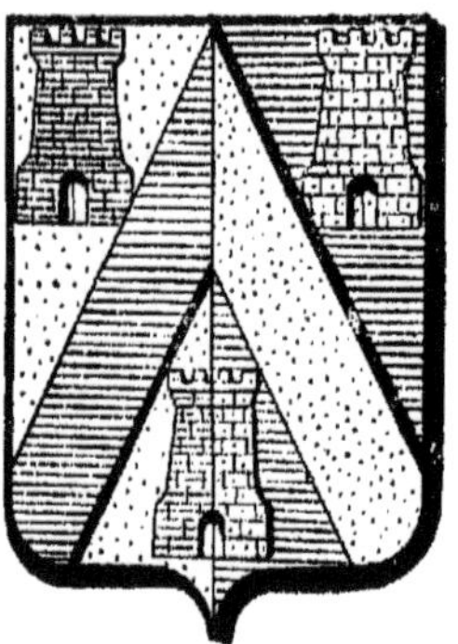

Charles-François Nacquart.

Nacquart, écuyer, lorsqu'il vivait conseiller-médecin ordinaire des ducs Léopold et François III, fut, par arrêt de la Chambre des comptes du 4 février 1751, rendu sur la requête d'Anne-Catherine Chardot, sa veuve, reconnu noble, lui et les enfants issus de son mariage avec elle (112).

Pas d'armoiries.

Les Nacquart descendaient, paraît-il, d'une famille originaire de Champagne, de condition noble, dont un des membres, Guillaume, écuyer, rendit foi et hommage à Charles de Poitiers, duc de Langres, le 4 mars 1426.

Joseph Jadelot.

Joseph Jadelot, seigneur de la Cour-en-Haye, Jezainville et Gesoncourt, nommé professeur à la faculté de médecine de Pont-à-Mousson le 14 mai 1724 (113), puis doyen le 30 juillet 1757, fut anobli par le roi Stanislas

---

(111) Lepage et Germain, *ibid*, p. 115.
(112) *Id.*, p. 119, et Arch. dép., B. 251, n°s 47 et 48.
(113) Arch. dép., B. 163, f° 62 v°.

dont il était le conseiller médecin ordinaire, le 16 octobre 1764. Lorsque la faculté de médecine de Pont-à-Mousson fut transférée à Nancy, Jadelot ne voulut point quitter la ville universitaire et donna sa démission de doyen. Il mourut l'année suivante (1769). Son fils, Nicolas Jadelot, également médecin, fut une des illustrations de la faculté lorraine (114).

Les armoiries de cette famille sont :

« *D'azur, à la colonne d'or, tortillée d'un serpent de sable, tenant en sa gueule une tête de pavot d'or;* pour devise, au-dessus (*sic*) de la légende : « Stat solido; « le tout surmonté d'un armet morné (115). »

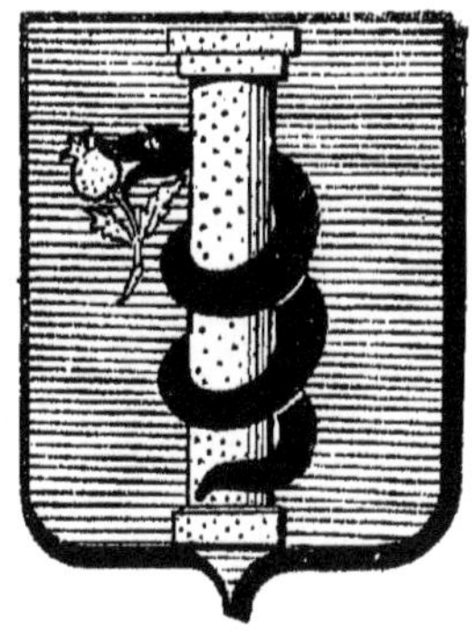

Louis Clouet.

Louis Clouet, docteur en médecine de la faculté de Montpellier, agrégé au Collège royal des médecins de Nancy, demeurant en cette ville, fut, par arrêt du Conseil d'État du 2 janvier 1765 et lettres patentes du 7, entérinées à la Chambre des comptes le 12, reconnu issu en ligne directe, de mâles en mâles, en légitimes mariages, de Jean Clouet, anobli par lettres patentes du

(114) Dr René, *l'Ancienne faculté de médecine de Pont-à-Mousson.*

(115) Lepage et Germain, *Complément au Nobiliaire de Lorraine*, p. 151.

28 février 1511, relevé de tous actes de dérogeance qui pourraient lui être imputés et à Jean et François Clouet, ses père et aïeul, réhabilité et rétabli dans tous les droits, honneurs, etc., dont jouissent les personnes de condition noble, avec permission de continuer à porter les armes de Jean Clouet (116).

« *D'azur à quatre fasces de gueules, et dessus un losange, parti d'argent et d'or, sur le tout un tourteau de sable*, avec lambrequin et ornements aux couleurs de l'écu. »

Plus tard, Clouet fut nommé médecin du roi à Verdun. Il fut également pendant de longues années le médecin de l'hôpital militaire et des hospices civils de cette ville. Il mourut en 1788. Il était maire de Verdun depuis 1780 (117).

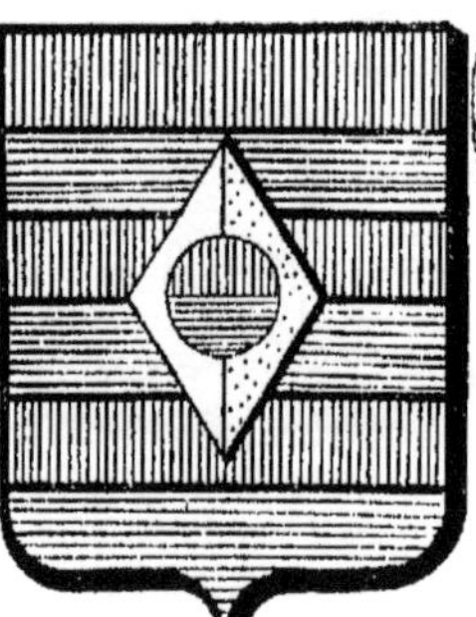

(116) Lepage et Germain, *op. cit.*, p. 152, et A. D., B. 259, n° 5.

(117) Voir divers registres des Archives communales de Verdun, notamment BB. 37, 39, GG. 338.

Liste des Anoblis.

PAR ORDRE ALPHABÉTIQUE.

BIBLIOTHÈQUE NATIONALE BF

Poitiers. — Imp. Blais et Roy, 7, rue Victor-Hugo.

47

RED. :

20

MIRE ISO N° 1
NF Z 43-007
AFNOR
Cedex 7 - 92080 PARIS-LA-DÉFENSE

379.89.70
graphicom

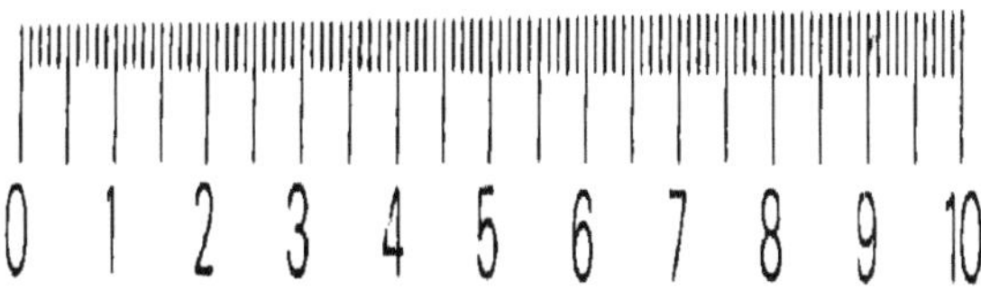

BIBLIOTHEQUE NATIONALE

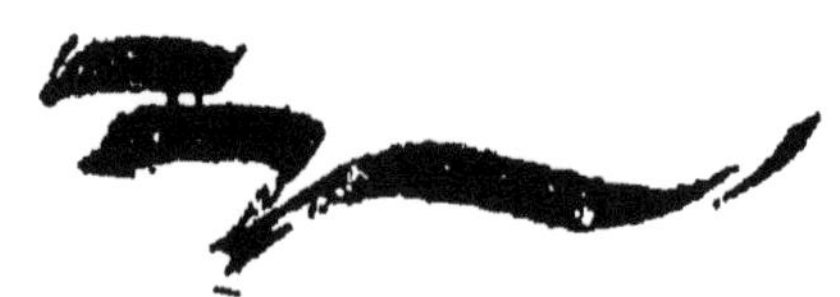

CHATEAU

de

SABLE

1992

www.ingramcontent.com/pod-product-compliance
Ingram Content Group UK Ltd.
Pitfield, Milton Keynes, MK11 3LW, UK
UKHW022133260726
13993UKWH00003B/1415